ADICCIÓN AL SEXO

Cómo Superar la Adicción al Sexo, Pornografía y
Reparar una Conducta Sexual Compulsiva

GREGORY VALLE

© Copyright 2021 – Gregory Valle - Todos los derechos reservados.

Este documento está orientado a proporcionar información exacta y confiable con respecto al tema tratado. La publicación se vende con la idea de que el editor no tiene la obligación de prestar servicios oficialmente autorizados o de otro modo calificados. Si es necesario un consejo legal o profesional, se debe consultar con un individuo practicado en la profesión.

- Tomado de una Declaración de Principios que fue aceptada y aprobada por unanimidad por un Comité del Colegio de Abogados de Estados Unidos y un Comité de Editores y Asociaciones.

De ninguna manera es legal reproducir, duplicar o transmitir cualquier parte de este documento en forma electrónica o impresa.

La grabación de esta publicación está estrictamente prohibida y no se permite el almacenamiento de este documento a menos que cuente con el permiso por escrito del editor. Todos los derechos reservados.

La información provista en este documento es considerada veraz y coherente, en el sentido de que cualquier responsabilidad, en términos de falta de atención o de otro tipo, por el uso o abuso de cualquier política, proceso o dirección contenida en el mismo, es responsabilidad absoluta y exclusiva del lector receptor. Bajo ninguna circunstancia se responsabilizará legalmente al editor por cualquier reparación, daño o pérdida monetaria como consecuencia de la información contenida en este documento, ya sea directa o indirectamente.

Los autores respectivos poseen todos los derechos de autor que no pertenecen al editor.

La información contenida en este documento se ofrece únicamente con fines informativos, y es universal como tal. La presentación de la información se realiza sin contrato y sin ningún tipo de garantía endosada.

El uso de marcas comerciales en este documento carece de consentimiento, y la publicación de la marca comercial no tiene ni el permiso ni el respaldo del propietario de la misma.

Todas las marcas comerciales dentro de este libro se usan solo para fines de aclaración y pertenecen a sus propietarios, quienes no están relacionados con este documento.

Índice

Introducción	vii
1. Adicción Sexual	1
2. La Vergüenza	7
3. Las consecuencias	15
4. El ciclo de la adicción	23
5. Salir del ciclo	33
6. La verdadera cara de la pornografía	37
7. Mindfulness (Atención Plena)	49
8. Lo que motiva tu adicción al porno y al sexo	53
9. Tienes que hacerte amigo de la incertidumbre para liberarte de la adicción al sexo y al porno	59
10. La atención plena y cómo te puede ayudar con tu adicción al sexo y al porno	75
11. Cómo tomar el control de los pensamientos que impulsan tu adicción al sexo y al porno	95
12. Cómo practicar la atención plena incluso cuando te cuesta concentrarte por culpa del porno	119
13. El miedo y cómo causa tu adicción al porno	143
14. Cómo pasar de una vida impulsada por el porno a una vida dirigida por el propósito	157
Conclusión	165

Introducción

Hoy en día las adicciones son un tema del cual se habla muy seguido debido al crecimiento que ha habido a través de los años de las personas adictas a algo. Una adicción es una enfermedad crónica y recurrente del cerebro. Se basa en la búsqueda del alivio a través del consumo o uso de sustancias u otras conductas similares. El desarrollo de esta conducta implica para la persona adicta la incapacidad de controlarlo, dificultad para abstenerse, deseo del consumo, disminución del reconocimiento de los problemas derivados de la adicción y en las relaciones interpersonales, así como una respuesta emocional disfuncional. Esto crea problemas en la vida de la persona adicta, mermando su calidad de vida.

La adicción más común y de la que más hay información y conocimiento para todas las personas es la adicción a las drogas tales como la marihuana, cocaína, heroína y el alcohol. Aunque bien sabemos que el alcohol es legal, se sabe que el consumo en exceso puede crear una adicción, tal como con el cigarro. Aparte de las adicciones a sustancias tóxicas existen múltiples adicciones a nuevas tecnologías, a las apuestas, a los videojuegos, al sexo e incluso al porno, entre muchas otras.

Las adicciones pueden derivar en problemas graves para la salud física y mental del paciente. Es importante detectarlas en un estado precoz para conseguir un diagnóstico y tratamiento efectivo. Por este motivo, es muy importante la colaboración de amigos y familiares, tanto en la detección, como en el tratamiento y seguimiento.

En este libro abordaremos la adicción sexual y pornográfica. Te darás cuenta que las razones, las consecuencias y los síntomas de estas dos son muy parecidos. Hay que decir que se estima que el 6% de la población sufre de adicción sexual. Hay expertos que dicen que la adicción sexual y pornográfica se trata de un problema masculino, aunque no es exclusivo de los hombres.

Afecta más a hombres que a mujeres, siendo la prevalencia en hombres respecto a mujeres de 5:1. También se sabe que entre el 85-90 % de pacientes que demandan atención por este trastorno son hombres. La adicción al sexo y al porno no es una cuestión de género, puesto que tanto los hombres como las mujeres son susceptibles de ser adictos, lo que parece existir son una serie de factores psicosociales y neuroendocrinos que estarían provocando esta mayor afectación de hombres por el momento. También se sabe que al 54% de las personas adictas al sexo se les detecta antes de los 18 años.

Hay que agregar que específicamente hablando del porno y no de la adicción si no del consumo de la pornografía por internet las cifras de búsqueda y vistas son muy altas. Una de las plataformas más famosas de contenido para adultos, para el año 2020 recibió más de 75 millones de visitas únicas al día. El país con más búsquedas hechas por hombres fue Estados Unidos, y por mujeres se encuentran hasta arriba de la lista Brasil y Filipinas.

La edad en promedio de las personas que ven porno son jóvenes de 18 a 24 años, los cuales su búsqueda más frecuente es de la categoría "tríos".

El objetivo de este libro es ayudarte a entender cada una de estas adicciones a base de experiencias y de la psicología. En segundo lugar, quiero darte información de como puede identificar que eres un adicto o que alguien cercano a ti, lo es. Podrás darte cuenta de las consecuencias que conlleva el ser adicto y no poder controlarlo. Por último, lo que quiero es poder darte opciones de soluciones y que entiendas que no estás solo y siempre vas a poder encontrar una salida, siempre y cuando sea eso lo que buscas.

1

Adicción Sexual

ESTE CAPÍTULO EXPLORARÁ el concepto de adicción sexual, pero empecemos con lo que no es la adicción sexual. No se trata de un gran deseo sexual o de que te guste mucho el sexo. No se trata del tipo de sexo que te gusta o de lo que quieres hacer solo o con otra persona.- Tampoco se trata de tu vida de fantasía sexual o de lo que piensas o miras cuando te masturbas. El sexo es una necesidad humana normal y un anhelo humano persistente; por eso lo llamamos un impulso en lugar de simplemente una opción. En la especie humana, hay una considerable variación en un amplio espectro de posibles alternativas sexuales, desde las relaciones heterosexuales vaginales directas, y todas las posibles variaciones involucradas en eso, hasta el comportamiento del mismo sexo con todas sus posibles variaciones.

. . .

La adicción sexual no tiene que ver con comportamientos del mismo sexo o con una preferencia por comportamientos solitarios. Tampoco se trata de preferencias por el sexo grupal, la esclavitud, el dominio y la sumisión, o cualquier otra cosa que algunos puedan describir como inusual. Este libro no se trata de no tener sexo. Se trata de tener buen sexo que se puede disfrutar y sentirse bien después de haberlo hecho.

Se dice que la adicción sexual es un patrón de comportamiento que tiene cuatro componentes: se siente fuera de control, trae consecuencias perjudiciales, es aparentemente imposible permanecer detenido y tiene una función. Las tres primeras características se aplican a todo comportamiento sexual. El buen sexo implica una pérdida de control. Es la pérdida de uno mismo en el olvido erótico. El sexo generalmente tiene consecuencias, algunas buenas y otras malas. Es difícil quedarse parado porque el sexo es un impulso humano fundamental. El gran factor que yace detrás de la adicción sexual es que no se trata de sexo; más bien, es una manera aprendida de escapar y evitar estados de sentimientos negativos. Así que la adicción sexual es distintiva en que es el uso del comportamiento sexual para anestesiar un estado de sentimiento negativo.

. . .

Sin embargo, puede ser difícil saber si estás respondiendo a un impulso biológico interno o si simplemente estás aburrido y quieres algo de emoción.

Ahora vamos con la pregunta más importante, ¿crees que eres adicto al sexo? Para ayudarnos a responder esta pregunta aquí van 10 señales que podrían decirte si eres adicto al sexo:

1. Un patrón de comportamiento fuera de control.
2. Consecuencias graves debido al comportamiento sexual.
3. Incapacidad de parar a pesar de las consecuencias adversas.
4. Persecución persistente de conductas autodestructivas o de alto riesgo.
5. Deseo o esfuerzo continuo por limitar la conducta sexual.
6. Obsesión y fantasía sexual como estrategia principal de afrontamiento.
7. Aumento de la cantidad de experiencia sexual porque el nivel actual
   de actividad ya no es suficiente.
8. Cambios severos de humor en torno a la actividad sexual.
9. Cantidades desmesuradas de tiempo dedicadas a obtener sexo, a ser sexual o en recuperarse de la experiencia sexual.

10. Abandono de actividades sociales, laborales o recreativas importantes
a causa del comportamiento sexual.

Los adictos al sexo usan su sexualidad como medicamento para dormir, ansiedad, dolor y problemas familiares y vitales. Después de leer los 10 signos, pregúntese si puede decir sí a muchos o a todos ellos. Por ejemplo, tal vez te das cuenta de que tus patrones sexuales están perturbando tu relación con tu pareja o que sigues entrando en el trabajo hasta tarde porque has estado despierto durante la noche viendo pornografía en Internet. Tal vez usted ha perdido algo importante o su relación está bajo amenaza debido al uso de trabajadores sexuales.

El núcleo de la adicción sexual reside realmente en la forma en que uno se siente en el fondo. Baumeister escribe que la adicción es una "huida del yo". Escribe que, cuando uno no se siente bien consigo mismo, tiene la necesidad de escapar de los estados de sentimientos negativos y pasar al olvido placentero.

La adicción sexual es el uso repetido de la conducta sexual para escapar de los estados de sentimiento intolerables. Puedes pensar que te sientes bien contigo mismo porque has ganado dinero o premios académicos o te han ascendido en el trabajo, pero a veces son defensas contra los verdaderos sentimientos de "no ser suficiente". Debajo de estas defensas, a menudo incluso no reconocidas por uno mismo, se encuentra la sensación de no estar a la altura.

La adicción sexual nunca es una solución a la baja autoestima; de hecho, contribuye a la baja autoestima. La actividad productiva hace lo contrario; construye y solidifica niveles más altos de autoestima. Tal vez estés en la escuela o en la universidad y estés trabajando para obtener un título. El tiempo dedicado a los estudios te hará avanzar hacia la titulación. Mucho tiempo dedicado a buscar en Internet te hará perder el tiempo y disminuirá tus posibilidades para el futuro. La adicción sexual es una ganancia a corto plazo y pérdida a largo plazo.

La baja autoestima a veces va acompañada de un bajo cuidado de sí mismo. Funciona así: crees que no vales mucho y por eso no te cuidas. Te pones cualquier cosa. No te aseguras de que tu ropa esté planchada. Pospones la visita al dentista o al oculista. No comes bien. Bebes demasiado. No haces ejercicio con regularidad.

. . .

Esto se acumula y se convierte en más abandono y esto también contribuye a la necesidad de escapar al olvido. El olvido puede ser el alcohol, las drogas recreativas y/o la pornografía en Internet. A veces, las personas simplemente pasan a consumir pornografía en Internet al encontrarse en situaciones difíciles que les cuesta manejar. Tal vez te sientas solitario y que todos los demás salen con otros y tú no haces lo mismo. Una y otra vez, al leer más sobre las personas adictas al sexo, descubro que a menudo hay una escalada en el uso de Internet o en el uso de trabajadores del sexo durante los momentos de crisis. Pueden ser problemas aparentemente insolubles con la pareja, o su embarazo, o incluso que la pareja esté enferma y en el hospital. La preocupación es demasiado grande para soportar y hay un escape que se puede encontrar en los clubes de striptease o en Internet. No te propones ser infiel, sólo intentas gestionar la ansiedad escapando al olvido.

2

La Vergüenza

Los primeros recuerdos de mi propia infancia vienen en forma de instantáneas y no de narraciones. Esto es cierto para la mayoría de nosotros. Estas instantáneas son tanto de experiencias positivas como negativas. Mi amor por los libros y la creación por parte de los adultos de una enorme biblioteca se remonta claramente a que me llevaban a la biblioteca cuando tenía tres años.

Puedo conectar mi experiencia de vergüenza sexual a un acontecimiento particular de mi infancia: tenía probablemente tres años y estaba en el patio trasero con una niña de similar edad. Me daba curiosidad su trasero.

Debido a esto, acaricie la curva de la nalga. En ese momento, mi madre entró en escena, histérica y furiosa.

En ese momento supe que había hecho algo terriblemente malo y eso siempre me ha acompañado.

Este recuerdo fue como una marca. Pasaron más de tres décadas antes de que pudiera hablar de ello y cada vez que lo hacía, surgía en mí el horrible sentimiento de vergüenza.

Incluso ahora, sigo sintiendo la ansiedad de la vergüenza dentro de mí, aunque sé que no estaba haciendo nada malo y que estaba participando en una exploración sexual apropiada para mi edad. Pero ese fatídico día, la vergüenza sexual y la vergüenza corporal se unieron. Supe, y nunca olvidé, que esta parte de mí era mala. Hoy es diferente: Sigo sintiéndola, pero ahora sé que no hice nada malo. Mi madre me había implantado la vergüenza sexual.

Antes de entrar en la recuperación de la adicción sexual, pensaba que era una auténtica vergüenza.

Ahora, cuando la siento, sé que es sólo un "guión de la vergüenza", en otras palabras, sentimientos de vergüenza de mi pasado, que, en realidad, no tienen peso ni validez.

. . .

He aprendido a decirme a mí mismo: "Aquí viene, es sólo un guión de vergüenza. No tiene validez."

Entonces, ¿qué es la vergüenza? Es un sentimiento horrible que surge de la creencia de que uno es inherente e intrínsecamente defectuoso. La vergüenza es la sensación de que no eres digno de ser amado, de que eres profundamente defectuoso, torpe, estúpido y, en definitiva, de que no has cometido un error, sino que eres un error. Es un estado de sentimiento profundamente perturbador. Tanto la vergüenza como la culpa son el mismo estado de sentimiento configurado en el cerebro. La diferencia es que la culpa representa una transgresión puntual que puede remediarse con una disculpa o una reparación adecuada. La vergüenza es un sentimiento generalizado y tóxico de que uno es intrínsecamente defectuoso y que no se puede remediar. Es una marca de agua en el alma.

La palabra "vergüenza" viene del indoeuropeo skem, que significa "esconder". Como sabemos, "esconder" tiene dos significados. Uno es poner algo donde nadie pueda encontrarlo, mientras que el otro es la cubierta y el contenedor de una persona o un animal, como en "cuero crudo", "cuero de caballo" y "cuero de vaca".

. . .

La vergüenza sugiere ambos significados. Es un sentido de sí mismo que hay que ocultar y cubrir. El ocultamiento es también la defensa contra la intrusión. Y sin embargo, la vergüenza ni siquiera necesita la mirada de otro. Puede ser simplemente el ojo del yo, que se mira a sí mismo.

Me centro con tanto detalle en la vergüenza porque existe un vínculo profundo entre la vergüenza y la adicción sexual. El Dr. Donald Nathanson, un Profesor Clínico de Psiquiatría y uno de los principales colaboradores en el tema de la vergüenza, enfatiza esta conexión. En su opinión, los pensamientos que acompañan a la excitación sexual son intentos de revertir la vergüenza. Señala que "la fantasía sexual es una de las formas de deshacer la vergüenza y revertir las experiencias vitales de vergüenza a manos de otros".

La vergüenza es el estado de sentimiento que surge de la creencia profundamente arraigada de que "no soy digno". Para los adictos al sexo, el comportamiento sexual es el mecanismo de escape utilizado para amortiguar y evitar los sentimientos de vergüenza. Otro profesor de psiquiatría, el difunto Dr. Robert Stoller, una figura importante de la psicoterapia psicoanalítica, estudió la sexualidad y las formas inusuales de comportamiento sexual. Llegó a la conclusión de que el sexo es una de las formas en que "deshacemos la vergüenza y revertimos el efecto de las humillaciones, que golpeando desde cualquier dirección, se defienden con cada giro del guión de las ensoñaciones".

En la novela Ritos de Paso, de William Golding, un clérigo muere misteriosamente de una enfermedad desconocida. Sólo se sugiere en las últimas páginas del libro que ha muerto de vergüenza.Había practicado sexo oral a un marinero y la vergüenza fue tan grande que se consumió hasta morir. Como hemos visto antes, la vergüenza tiene insinuaciones de muerte. Creo que esto se debe a que, en términos evolutivos, habría significado el abandono. Ser abandonado por la horda tribal habría amenazado tu existencia. Del mismo modo, si de niño te abandona la familia, no sobrevivirás.

La posibilidad de ser abandonado por el grupo, la familia o la pareja da lugar a un terror potencial. El abandono desencadena el miedo a la supervivencia.

Soy consciente de lo profundamente que afecta a los hombres la pérdida de su pareja. Una vez descubierta su adicción sexual, hay algo más que malestar. Hay un miedo a la aniquilación efectiva. Sin el apoyo social, la persona se deconstruye. Los estudios sobre hombres y mujeres en régimen de aislamiento atestiguan este proceso. Somos criaturas sociales. Cualquier cosa que nos separe de nuestros semejantes es muy temido y todo lo que nos separe de los demás es un indicio de desintegración.

Casi todos los adictos al sexo tienen algo de vergüenza.

Es una vergüenza multifacética. La adicción sexual suele estar impulsada por el deseo de escapar de los dolorosos sentimientos de vergüenza. Para la mayoría de los adictos al sexo, estos sentimientos tienen su origen en un trauma infantil.

No estoy no estoy sugiriendo que los adictos al sexo a menudo fueron abusados sexual o físicamente (aunque algunos lo fueron) pero la mayoría fueron criados en familias que les dieron el mensaje de que había algo malo en ellos.

La adicción sexual puede ser el resultado de un sentimiento interno de vergüenza profundamente sentido, pero también es el generador de una vergüenza continua. Esta es la trampa. La adicción sexual se utiliza como un alivio de la vergüenza, pero también es un mecanismo de generación de vergüenza. En otras palabras, me siento avergonzado y, por lo tanto, actúo.

· · ·

Después, actuar me hace sentir vergüenza. Siento vergüenza y hago cosas vergonzosas, por lo que la vergüenza se agrava y se convierte en la prueba de que soy vergonzoso. Es un círculo vicioso: la vía de escape de la adicción sexual confirma y aumenta la creencia profundamente arraigada de que soy vergonzoso.

3

Las consecuencias

EL COMPORTAMIENTO sexualmente compulsivo puede ser placentero tanto en la preparación del acto como en su realización. El placer está en la intensidad de la pérdida de sí mismo en el acto, el poder del orgasmo y el alivio de cualquier estado de sentimiento negativo que lo preceda.

Estamos programados biológicamente para ser sexuales y la química cerebral de la excitación apaga la función cognitiva. La adicción sexual es un comportamiento a corto plazo y poderosamente recompensado a corto plazo. La recompensa es tan poderosa que su fuerza a menudo eclipsa cualquier efecto negativo del comportamiento.

. . .

Sin embargo, la realidad es que la actuación sexual suele tener consecuencias perjudiciales y no contribuye a generar bienestar a largo plazo. Después de la experiencia, no hay nada que mostrar. No se ha conseguido nada. Vuelves a los mismos estados de ánimo que intentabas aliviar inicialmente, normalmente con el agravante de la pérdida de tiempo y el aumento de la vergüenza. No contribuye a generar bienestar a largo plazo. Probablemente reconozcas la situación que estoy tratando de explicar. Sales de Internet, del salón de masajes o del piso de la trabajadora sexual, y no te sientes muy bien. Tal vez apenas puedas esperar a que salga de la habitación del hotel. Recuerdo que un paciente definió la "eternidad" como el tiempo que transcurre entre el orgasmo y el taxi.

Permítanme contarles algunas de las consecuencias perjudiciales que han sufrido algunas personas a las que he conocido. Está Antonio, que actualmente está en prisión preventiva por exponerse en un autobús. También está Alberto, que fue amonestado por la policía por exponerse en un tren. Alejandro fue detenido por mirar pornografía de menores. Esto ocurrió bajo la influencia del alcohol y la cocaína. No era un pedófilo, pero estas dos sustancias le quitaron el freno normal y se aventuró en lo ilegal.

Fue enviado a prisión durante dos semanas. Perdió su negocio y 30 familias perdieron su sustento. Otro paciente, que era un experto con los ordenadores, había estado compartiendo archivos. No sabía que se había descargado material ilegal en su ordenador. Eso no impidió que la policía lo persiguiera. Todas estas son graves consecuencias negativas del comportamiento sexual compulsivo.

Estaba Rogelio, que tenía una relación con dos mujeres.

Una era su esposa, con la que tenía dos hijas. También amaba a la otra mujer y tenía un hijo con ella. Cuando su mujer se enteró de lo sucedido, todo el mundo se sumió en la confusión. Pasé muchas horas con él y su angustia era terrible de ver. También estaba Nestor, que sólo actuaba en Internet en las habitaciones de los hoteles cuando viajaba por negocios. Una o dos veces había ido más allá de Internet para concertar una cita con una trabajadora sexual. Su esposa encontró su teléfono y descubrió las infidelidades. Estaba destrozada.

Lleva seis meses en tratamiento y la angustia en casa apenas ha disminuido.

Puede que no te detengan por tu comportamiento sexual compulsivo, pero puede haber otras humillaciones en las secuelas. Considera el caso de un paciente mío que fue expuesto en la prensa y tuvo que soportar meses de profunda vergüenza como consecuencia.

Estuvo en la primera página de los tabloides durante tres semanas. Perdió un puesto de alto nivel. Otro hombre también fue expuesto en la prensa y perdió su matrimonio a causa de las consecuencias. Si tienes alguna posición de alto perfil, me temo que estás a merced de la prensa. Un futbolista ni siquiera podía acudir a tratamiento porque tenía mucho miedo a la posible exposición de la prensa. Otro hombre, al que le gustaba un poco el BDSM, tuvo que retirarse bruscamente de este comportamiento con las dominatrices.

Su mujer se enteró y, aunque fue comprensiva, se dio cuenta de que él podría ser expuesto a la prensa con consecuencias abrumadoras para su posición en la comunidad.

Las esposas y las parejas se ven terriblemente afectadas por el descubrimiento de un comportamiento sexualmente compulsivo. Se sienten traicionadas, engañadas, rechazadas y poco atractivas. El descubrimiento del comportamiento crea meses, incluso años, de infelicidad. Las parejas son como personas que salen de un accidente de tráfico. La persona que creían que era un "refugio seguro" ha resultado no serlo. La confianza se destruye. Los hombres pueden compartimentar, pero las mujeres generalmente no lo hacen; ven las cosas como un todo, una unidad orgánica.

También puede haber consecuencias para tu salud y la de tu pareja. Supongamos que sales con profesionales del sexo y, tras un par de copas, te descuidas un poco con los preservativos. El sexo oral te expone al herpes y a las verrugas genitales. Posteriormente, podrías estar exponiéndote a ti mismo, y probablemente a tu pareja, a una infección de transmisión sexual. Imagínate que tienes que ir a la clínica de ETS con tu pareja para que se haga la prueba debido a tu comportamiento sexual compulsivo. La vergüenza sería total. Un paciente que vi se había convertido en seropositivo por su relación con una trabajadora sexual transexual en Italia. Este pobre hombre también tenía una esposa y dos hijos.

Aunque no corra un riesgo real de contraer una infección de transmisión sexual, algunos hombres en tratamiento tienen ansiedad por la salud. Se ven acosados por el miedo al VIH/SIDA, incluso cuando estos temores son totalmente irracionales. He visto a varios hombres en tratamiento pasar por las agonías del miedo y la incertidumbre. Un hombre se veía acosado por el miedo a la infección aunque sólo le masturbara una trabajadora sexual. Otro hombre también entraba en un estado de ansiedad, a pesar de que él y la mujer ni siquiera se habían tocado; él sólo la había visto masturbarse.

Para la mayoría de los hombres, las posibles consecuencias no son de la magnitud de las mencionadas anteriormente. Sin embargo, puede haber implicaciones para su vida laboral. El impacto en su carrera profesional no siempre es fácil de ver. Si existe una fuerte adicción al sexo o al sexo por internet, las consecuencias pueden ser acumulativas. Te pongo un ejemplo: Un colega vio a Pablo mirando pornografía en Internet en su ordenador de trabajo. Ella no lo denunció a sus jefes, pero el miedo a la pérdida del empleo le arruinó las vacaciones de Navidad. Lo llamamos la "noche oscura del alma" y fue el punto de inflexión en su búsqueda de la recuperación.

Se recuperó de forma excelente y ahora es un incondicional de nuestro programa de cuidados posteriores.

El comportamiento sexualmente compulsivo tiene dos problemas fundamentales: hace que te sientas avergonzado y te hace perder mucho tiempo. La vergüenza que sientes puede ser por la doble vida. Puede ser por la pérdida de interés sexual en su pareja. Puede ser un conflicto dentro de tu sistema de valores personales. Los participantes en nuestro programa de tratamiento me dicen que la mayor pérdida para ellos es la cantidad de tiempo desperdiciado en actividades sexuales.

. . .

Centrar nuestra mente en las consecuencias perjudiciales del comportamiento sexual adictivo es probable que genere vergüenza y debilite un sentido de sí mismo ya frágil. Sin embargo, hay que hacerlo. No tiene sentido negarlo. Tenemos que ser plenamente conscientes de las consecuencias del comportamiento. Pensar en las consecuencias nocivas reales y potenciales puede reforzar nuestra decisión de hacer los cambios necesarios. Tengamos en cuenta que la adicción sexual es un comportamiento a corto plazo, muy recompensado, que puede crear muchas pérdidas a largo plazo. El problema es que la recompensa es tan poderosa que su fuerza eclipsa los efectos posteriores del comportamiento. Si se tiene en cuenta el hecho de que estamos biológicamente programados para ser sexuales y que la química cerebral de la química de la excitación, se ve que es difícil de manejar. Se puede hacer, pero no es fácil, y no sin perseverancia y determinación.

4

El ciclo de la adicción

El objetivo de este capítulo es ayudarte a analizar los pasos de tu propia actuación sexual y llevarlos a la conciencia. Podemos describir la secuencia de eventos involucrados en el acting out como un "ciclo de adicción". Se llama ciclo porque se refuerza a sí mismo, y damos vueltas una y otra vez.

A menos que se comprenda el ciclo de la adicción, será difícil romperlo.

Una vez que lo entiendas, podrás tomar medidas correctivas. Podemos representar el ciclo de la adicción en forma de diagrama. En este capítulo vamos a describir cada etapa.

Fase de letargo

. . .

En la fase de letargo, probablemente parezca que la vida sigue su curso normal. Las cosas van bien y puede parecer que la adicción no está presente. Puede convencerse de que no tiene un problema. Sin embargo, no hace falta mucho para que se desencadene el ciclo, ya que tu actuación sexual es la única forma que has desarrollado para hacer frente a los pensamientos, sentimientos y acontecimientos negativos difíciles.

Precursores

Hay tres componentes previos al acting out: los estados de sentimientos negativos, las decisiones aparentemente sin importancia y los desencadenantes que ponen en marcha el ciclo adictivo. El ciclo suele comenzar con la experimentación de sentimientos negativos. Nos referimos a estos estados de sentimientos internos como "precursores" del acting out sexual. Los principales estados de ánimo que dan lugar a la conducta sexual son la depresión, la soledad, la ansiedad, el aburrimiento y la vergüenza.

Estos sentimientos se experimentan como intolerables, y la conducta sexual se utiliza como una forma de escapar de los sentimientos y crear un alivio temporal.

. . .

Decisiones aparentemente sin importancia

La siguiente característica importante para entender tu ciclo de adicción es aprender a reconocer las decisiones aparentemente sin importancia que pueden llevarte a un comportamiento sexualmente compulsivo. Por ejemplo, imaginemos que decides ir a dar un paseo.

Sales de tu casa y puedes girar a la izquierda o a la derecha. Si giras a la izquierda, pasas por un colegio y un parque infantil. Si tiene un interés sexual por los niños, girar a la izquierda sería un error. Girar a la derecha te llevaría hacia las tiendas y luego hacia una frondosa calle suburbana. Girar a la izquierda o a la derecha parece una decisión aparentemente sin importancia, pero no lo es porque tiene la mayor posibilidad de poner en marcha una serie de acontecimientos desafortunados que podrían ser desastrosos para otro y tendrían profundas consecuencias para ti.

Es importante que empieces a reconocer las decisiones aparentemente sin importancia que pueden llevarte a un comportamiento sexualmente compulsivo. Por ejemplo, tu pareja se va de compras y tú decides quedarte en casa y relajarte. Sin embargo, este "tiempo de relajación" te da la oportunidad de actuar. Una vez que la química de la excitación comienza a aumentar, se hace cada vez más difícil retirarse. Quedarse en casa fue una decisión aparentemente sin importancia. O tal vez tu pareja se va a la cama y tú dices, "Cariño, subiré más tarde". Se presenta otra oportunidad que favorece el comportamiento sexual compulsivo. La hora a la que te acuestas es una decisión aparentemente sin importancia que puede tener consecuencias importantes para tu sobriedad sexual.

Tuve una plática con una persona que solía recoger a trabajadoras sexuales cuando volvía a casa del trabajo.

Cada día conducía a casa por el barrio rojo y, una y otra vez, actuaba. Algo tan simple e intrascendente como la forma en que conducía a casa ponía en marcha la química de su excitación y le hacía pasar de ser un hombre de negocios a un depredador sexual.

Le dije: "Toma la decisión consciente de conducir a casa de una manera diferente". La decisión sobre dónde sentarse en el metro también puede poner en marcha movimiento la actuación sexual. ¿Escoges deliberadamente una posición para poder ver y fantasear con una de las mujeres sentadas en el asiento de enfrente? En realidad, podrías sentarte en otro sitio. Podrías moverte o sacar un periódico. Un paciente solía recoger mujeres en el aeropuerto. Viajaba de ida y vuelta a la India. Sentarse en la sala de negocios era su decisión aparentemente sin importancia. Le dije: "Lee un libro".

Uno de los propósitos del ciclo de la adicción es ayudarte a aprender a notar y luego a evitar estas decisiones aparentemente sin importancia. Estas decisiones te llevan a los desencadenantes y los desencadenantes te llevan a la conducta sexual adictiva.

Desencadenantes

Reconocer tu ciclo de adicción te ayuda a identificar los desencadenantes específicos de tu conducta sexual. Los desencadenantes también se conocen como señales.

A un hombre con el que trabajé, una agente inmobiliaria le enseñó un piso vacío una agente inmobiliaria y pudo sentir un aumento de la excitación. Era consciente de que que sólo había estado en un piso a solas con una mujer para tener sexo. La situación y el ambiente fueron desencadenantes para él. Esto lo llevó a una conversación sexualizada que no fue correspondida. Después, se sintió como un tonto.

. . .

En el caso de los hombres que mantienen una relación, los desencadenantes pueden estar relacionados con dinámicas insanas ocultas en la relación. Las dinámicas ocultas suelen ser de una pareja excesivamente controladora o una pareja que amenaza con abandonarte.

Acumulación

Durante la fase de acumulación, irás dando pasos graduales hacia la conducta sexual. Por ejemplo, si tu actuación sexual implica visitar escorts, durante la fase de preparación podrías mirar un sitio web de escorts, leer los perfiles, tal vez enviar un correo electrónico o llamar a una de las mujeres, sólo con con el objetivo de obtener información.

Puede que incluso se diga a sí mismo que no tienes intención de actuar, pero en realidad todas estas actividades te están llevando al punto en el que es inevitable actuar.

Durante la fase de acumulación, la química de la excitación comienza a aumentar en el cerebro. La perspectiva de la recompensa inmediata del placer sexual es tan que eclipsa cualquier pensamiento sobre las consecuencias. Se prioriza la ganancia a corto plazo sobre el bienestar a largo plazo.

Punto de inevitabilidad

Este es el punto en el que no hay vuelta atrás, y probablemente el punto en el que en el que finalmente te admites a ti mismo que definitivamente vas a actuar.

Puede ser estar en la puerta del piso de la trabajadora sexual llamando al timbre, coger el teléfono y marcar el número del chat sexual o hacer clic en el sitio web de pornografía dura.

Actuación

Como ya hemos aprendido, "acting out" es el término que utilizamos para describir el comportamiento sexual en sí mismo. Los sentimientos durante la fase de acting out pueden ser mixtos. Por un lado, puedes experimentar el regocijo que se produce de la liberación del estado de sentimientos negativos, así como la excitación sexual. Sin embargo, también puede empezar a experimentar sentimientos negativos en este momento, ya que las secuelas a veces empiezan a a veces comienzan a aparecer antes de que la actuación haya terminado.

. . .

Secuelas

Las secuelas de los actos sexuales son demasiado familiares para la mayoría de ustedes. Por lo general, se trata de vergüenza debilitante, remordimiento, autoagresión y un sentido de sí mismo. He conocido a algunos hombres que intentan recuperarse, normalmente a instancias de su a instancias de su pareja, que no tienen estas secuelas, pero la mayoría de los hombres las tienen. pero la mayoría de los hombres las tienen.

Se preguntan a sí mismos: "¿Cómo podría haberlo hecho de nuevo? El remordimiento puede ser abrumador y la angustia de gran alcance. Sin embargo, a pesar de estos sentimientos, el hombre tiene que seguir con la vida familiar, presentarse en el trabajo, salir a comer con los amigos y poner cara de "no pasa nada" ante su pareja.

Las secuelas suelen ser peores cuando el comportamiento sexual es descubierto por otra persona. Veamos el ejemplo de Fin, se odiaba a sí mismo y temía a las mujeres adultas. Cuando dibujó un huevo traumático en terapia, todas las mujeres adultas incluidas en él eran castigadoras o rechazantes. Fin estaba aislado y sin amigos. Su pensamiento predominante era "nunca podré tener una novia". Esto, combinado con el implacable aislamiento, puso en marcha la necesidad de escapar. La pornografía en Internet era su única vía de escape. Sin embargo, había sido detenido una vez y la detención fue un profundo trauma que confirmó y acentuó su aislamiento y la sensación de no tener amigos. Él creía que nunca podría tener una relación.

Esto le llevó a la pornografía en Internet y el ciclo de adicción al sexo continuó.
Reconstitución

A veces rápidamente, pero más a menudo lentamente, los sentimientos de vergüenza retroceden y empiezas a reconstituir tu vida. Tras la reconstitución, se vuelve a la fase de letargo, y en cuanto se experimenta una emoción negativa insoportable, el ciclo vuelve a empezar.

5

Salir del ciclo

Ahora que conoces sobre las etapas del ciclo de la adicción y puedes analizar tu propio ciclo, es importante empezar a pensar en cómo puedes romperlo. Hay numerosos puntos en los que puedes interrumpir el ciclo para asegurarte de que para garantizar que no se repitan los comportamientos adictivos. En general, cuanto antes se interrumpa el ciclo, mejor. Una vez que la química de la excitación comienza a acumularse, se pierde la capacidad de pensar en las consecuencias de las acciones y, por tanto, es más difícil encontrar una salida a lo inevitable. Por esta razón, es importante tomar medidas preventivas con antelación para que no te abrume la química de la excitación. Cuanto más se acumule, será más difícil liberarse. En este capítulo se examinan algunas de las formas clave de romper el ciclo de la adicción.

La primera línea de defensa contra el comportamiento sexual es reconocer cuándo te encuentras en un estado precursor, como la soledad, la ansiedad, la depresión aburrimiento o cuando te sientes alejado de tu pareja. Una vez que hayas detectado el estado de ánimo que suele preceder a la conducta sexual, puedes considerar y aplicar una estrategia diferente. Si te sientes aburrido, haz algo que te resulte exigente. Sal a correr, juega un partido de squash, organiza una partida de ajedrez o súbete al coche y conduce a un lugar nuevo. El mejor remedio para la ansiedad que conozco es correr. Si no quieres correr, prueba con la meditación o los ejercicios de respiración. Si te sientes solo, ve a una reunión, ve a la iglesia, llama a un viejo amigo, habla con un vecino o queda con un amigo para tomar un café. Hay que hacer algo diferente para evitar que el ciclo continúe.

El mejor punto de salida del ciclo de adicción al sexo es reconocer el estado de ánimo previo y tratar de alterarlo sin recurrir a la conducta sexual. Recuerda que cuanto antes salgas del ciclo, más seguro estarás. La recompensa inmediata del placer sexual es tan grande que eclipsa cualquier pensamiento sobre las secuelas.

Lo mismo ocurre con el alcohol.

Una vez que has tomado un par de copas de vino, tu pensamiento se distorsiona y tomas un par más. Cualquier pensamiento sobre la resaca de la mañana siguiente se olvida. Sólo a la mañana siguiente, cuando te despiertas con un terrible dolor de cabeza y malestar estomacal piensas: "No debería haber no debería haber hecho eso, fue la última vez, no lo volveré a hacer".

Tanto si se trata de beber en exceso o de actuar sexualmente, se aplica lo mismo. El poder de la recompensa inmediata es tan grande que oscurece la realidad de las secuelas. Hay que salir antes de que la química de la excitación química pueda llevarte al punto de no retorno.

Una vez que conozcas y aprendas más sobre tu ciclo de adicción, empezarás a tomar las decisiones aparentemente sin importancia que preceden a tu comportamiento sexual y entonces tendrás la oportunidad de cambiarlas.

Igualmente, más adelante nos meteremos con algunas técnicas de meditación que te ayudaran con la adicción. Las explicare de manera en que las puedas entender y te sea más fácil poder aplicarlas. Primero hablaremos de la pornografía, el cual es un tema muy extenso pero que va de la mano con el sexo y conforme se vaya desarrollando el libro te darás cuenta de muchas cosas que tienen en común las dos adicciones.

6

La verdadera cara de la pornografía

En este capítulo vamos a enfocarnos en la pornografía, ya que es una parte importante respecto a la adicción sexual.

La pornografía sobrecarga los receptores de dopamina de nuestro cerebro, lo que provoca numerosos efectos posteriores. Por eso también es tan adictiva. El porno en Internet es especialmente problemático. En el pasado, la adicción a la pornografía no era un gran problema, porque cuando comprabas una Playboy o una Penthouse, no veías realmente el tipo de material duro que hay en Internet. Si estabas realmente obsesionado con el porno y tenías el dinero extra, tal vez podrías ver 10 mujeres por hora.

. . .

En Internet, con una conexión rápida, puedes ver fácilmente más de cientos de fotos por hora. En un experimento, a las ratas se les dio numerosas parejas sexuales.

Descubrieron que las ratas podían tener sexo indefinidamente si siempre lo hacían con una pareja sexual diferente. Este efecto ha sido llamado el Efecto Coolidge y el porno lo emula. Cuando miras cientos de cuerpos desnudos sucesivamente mientras te masturbas, tu cerebro piensa que estás teniendo sexo con las figuras frente a tu monitor, y debido al efecto Coolidge puedes hacer esto durante horas y horas. Esto produce cambios cerebrales muy negativos que nunca se habían visto antes de Internet.

Todas las adicciones crean cambios patológicos en la estructura del cerebro. La adicción al porno, por ejemplo, reduce directamente la actividad del córtex orbitofrontal, responsable de la toma de decisiones estratégicas, en lugar de impulsivas. Un estudio de 2007 sobre la adicción al porno demostró una pérdida de volumen medible en varias zonas del cerebro, sobre todo en los lóbulos frontales (la zona del cerebro responsable del control de los impulsos).

. . .

En resumen, el estudio descubrió que la adicción al porno puede provocar cambios físicos y anatómicos en el cerebro, lo que caracteriza a la adicción cerebral.

En 2005 un doctor estadounidense muy conocido, propuso la teoría de que todas las adicciones se producen cuando las vías de placer/recompensa del cerebro son secuestradas. El consumo de porno, al igual que otras sustancias de abuso, las modifica directamente. Por ejemplo, DeltaFosB es una proteína que se sobreexpresa en los cerebros de los adictos. Su sobreexpresión también se encuentra en los adictos al porno.

Ahora es un hecho que la adicción al porno crea verdaderos cambios negativos en el cerebro.

Ahora se entiende clínicamente que la dopamina es el denominador común en todas las adicciones. Con cualquier adicción, las vías de la dopamina se vuelven desensibilizadas. Por ejemplo, la cocaína y la heroína son adictivas porque aumentan artificialmente los niveles de dopamina. Al masturbarte durante horas, tu cerebro es inundado de dopamina.

. . .

La dopamina es responsable de la motivación, y una vez que te desensibilizas a ella, necesitas más cantidad para conseguir el mismo efecto. Por eso, después de un uso prolongado de la pornografía, tu cerebro no sólo necesita más porno para excitarse, sino que también le cuesta más motivarse con cualquier otra cosa.

Aunque el porno, de una forma u otra, ha estado disponible durante 200 años, nunca antes en la historia de la humanidad pudimos ver miles de mujeres sucesivamente en 100 pestañas de un navegador de forma gratuita. Cuando hacemos eso, nuestros cerebros se inundan de dopamina, lo que sobrecarga nuestros receptores de dopamina, que a su vez nos hace desmotivados, propensos a la depresión, y causa numerosos problemas sexuales.

Algunas personas dudan de que la adicción al porno sea una adicción legítima. Vamos a los 6 componentes de la adicción y veamos si la adicción al porno encaja en ellos.

1. Tus pensamientos se vuelven dominados por - El objeto de tu adicción. Si no puedes dejar de pensar en el porno. Ese es un signo básico de adicción.
2. Tu estado de ánimo cambia cuando - sucumbes a tu adicción. Si te enfadas contigo

mismo después de recaer o si te sientes culpable.
3. Tolerancia - Necesitas más cantidad para conseguir el mismo efecto. Si progresas de la pornografía de vainilla a la pornografía más dura para obtener los mismos efectos que antes, es otra señal que hay que tener en cuenta.
4. Síntomas de abstinencia - Te sientes mal cuando dejas de fumar por un tiempo y sientes que "necesitas" más para continuar normalmente con tu vida diaria.
5. Conflicto - Tu adicción influye negativamente en tu vida y en la de los que te rodean que te rodean, y quieres dejarlo pero no puedes, por mucho que lo intentes que lo intentes o por mucho que la gente te insista en que lo dejes.
6. Recaída - Si no puedes dejar de consumir pornografía y recaes en ella aunque no quieras.

Como puedes ver, casi cualquier adicción puede ser fácilmente intercambiable con todas estas. La adicción al porno es una realidad y debe ser tratada de la misma manera que cualquier otra adicción común.

. . .

El porno es como las drogas en muchos aspectos.

Mucha gente empieza con la marihuana y luego pasa al crack y a otras drogas más duras porque necesita un mejor "subidón". El porno sobrecarga los receptores de dopamina de forma similar y muchos adictos al porno buscan un "subidón" más fuerte para excitarse. Por eso muchos adictos al porno desarrollan fetiches. Yo mismo desarrollé un buen número de fetiches porque veía porno durante los años cruciales de mi desarrollo.

¿Por qué el porno es adictivo?

Las cosas adictivas lo son porque provocan una liberación de dopamina al imitar las respuestas naturales a cosas como el sexo y la comida. El porno juega con los receptores de dopamina como cualquier droga adictiva.

La mayoría de los adictos al porno empiezan a ver porno a una edad muy temprana porque el porno es igual a gratificación instantánea. Es un escape rápido y fácil. La mayoría de las adicciones tienen que ver con escapar de algo: la pena, la baja autoestima, la ira, el odio. Yo usé el porno para escapar de la depresión y la baja autoestima, así como para automedicarse.

. . .

Las adicciones en general también te hacen estar más predispuesto a desarrollar otras adicciones. Por eso los consumidores de porno suelen ser también adictos a otras cosas, como videojuegos y las drogas, por ejemplo.

¿Cómo te vuelve depresivo el porno?

El porno te puede volver una persona deprimida, ¿cómo sucede esto? La dopamina es el neurotransmisor que determina la motivación que tenemos para hacer cosas. El uso repetido de la pornografía estropea nuestra dopamina, por lo que también estropea nuestra motivación.

No todos los casos de depresión son causados o están relacionados con el porno, pero todos los casos de depresión se alivian cuando se deja de consumir porno.

Por suerte, cuando dejas de consumir porno tus receptores de dopamina recuperan su sensibilidad. Tardará meses, pero los cambios se notarán en el primer mes.

. . .

La problemática es que la depresión causada por el porno hace más difícil resistir las ganas de ver porno.

Deteriora la comunicación entre la comunicación entre el córtex prefrontal y el hipocampo, haciendo que la adicción sea muy difícil de vencer la adicción por ti mismo.

También el porno puede volverte de alguna manera una persona tonta. La concentración es la capacidad de elegir aquello en lo que quieres centrarte e ignorar lo que es irrelevante. El consumo extensivo de porno destruye tu capacidad de concentración porque obliga a tu cerebro a categorizar las cosas normales como poco importantes.

Cuando tus receptores de dopamina se desensibilizan, necesitan una mayor estimulación para excitarse y, por tanto, te resulta difícil concentrarte en cosas "normales" como, por ejemplo, la lectura.

Esta desensibilización también estropea el hipocampo. El hipocampo desempeña un papel muy importante en la formación de los recuerdos a largo plazo. Por lo tanto, el uso extensivo de la pornografía también desordena tu memoria.

¿Qué es lo que hace al porno tan peligroso?

- En primer lugar, el sexo y el porno hacen que la gente ignore los peligros obvios. Por ejemplo, pensemos en los pedófilos y pederastas que arriesgan todo para satisfacer sus necesidades o en la gente que gasta cientos e incluso miles de dólares para conseguir su dosis de pornografía.
- Además, el porno está en todas partes. A diferencia de un alcohólico o un drogadicto, tienes un suministro constante y gratuito de tu droga.
- La sociedad promueve el porno. Los medios de comunicación populares están muy sexualizados.
- El porno puede derivar en parafilias. Tener una parafilia antisocial no es funcional.
- Llevas tu propia fuente de suministro en tu teléfono inteligente o tu ordenador portátil.

Podrías experimentar síntomas de abstinencia. La adicción al porno, como toda adicción, tiene síntomas de abstinencia. Ejemplo de los síntomas de abstinencia son: irritabilidad, nerviosismo, picor en la piel, molestias genitales, inquietud, dolores de cabeza y ansiedad. Cada persona experimenta diferentes síntomas de abstinencia. Algunos no experimentan ninguno, otros pueden experimentar estos y otros más.

. . .

El porno arruina tu sexualidad

El porno es como las drogas en muchos sentidos. Mucha gente empieza con la marihuana y luego pasa al crack y a otras drogas más duras porque necesita un mejor "subidón". El porno sobrecarga los receptores de dopamina de forma similar y muchos adictos al porno buscan un "subidón" más fuerte para excitarse. Por eso muchos adictos al porno desarrollan fetiches.

Yo mismo desarrollé un buen número de fetiches porque veía porno durante los años cruciales de mi desarrollo.

Esto se aplica tanto a los hombres como a las mujeres.

Mi primera novia con la cual tuve una relación de larga distancia era una ávida consumidora de porno. Ella comenzó a una edad temprana también, y también con el porno suave al principio, entonces ella progresó a la pornografía con orina, y luego a la zoofilia. Y en su caso, esto progresó a las desviaciones de la vida real, como masturbarse con perros en la calle. Los fetiches a menudo se vuelven más difíciles de manejar porque nuestro cerebro identifica imágenes no sexuales como porno y esas imágenes no son vistas como porno por la mayoría de la gente. En mi caso, incluso muchas imágenes no sexuales en sitios web de arte eran pornográficas para mí y no filtradas por el filtro para adultos del sitio. Por eso tuve que utilizar un bloqueador de porno de una manera muy específica para bloquear esas imágenes. Por suerte, los fetiches inducidos por el porno acaban desapareciendo cuando dejas de ver porno durante unos 2 años aproximadamente.

7

Mindfulness (Atención Plena)

Mindfulness se define como atención plena. Es una práctica preventiva a través de ejercicios mentales cuyo objetivo es fijar la atención en el momento presente para sentir las cosas tal y como están sucediendo, sin pretender ejercer ningún control sobre ellas.

Su origen está en el Budismo y ya, desde hace 30 años se ha integrado en la medicina y psicología occidental.

Con la práctica del mindfulness se logra aumentar la autoconciencia, reducir los síntomas físicos y psicológicos consecuencia del estrés y por lo tanto, aumentar notablemente el bienestar general.

. . .

En este libro te daremos herramientas que te permitirán trascender tus pensamientos, y dejar de ser esclavo de ellos. Lo conseguirás entrenando 6 habilidades de atención plena a través de una práctica regular de Mindfulness.

Veamos ahora estas habilidades de Mindfulness una por una:

1. Defusión cognitiva - Esta habilidad te permite ser consciente de un pensamiento/emoción sin ser controlado por él. En este libro aprenderás varios ejercicios de mindfulness que te entrenarán para darte cuenta de tus pensamientos sin actuar sobre ellos. Poco a poco esto te entrenará en ser capaz de sentir tus impulsos de masturbarte a la pornografía, sin actuar sobre ellos. No se trata de controlar tus pensamientos o emociones. Se trata de ser consciente de ellos y ser capaz de liberarse de su control y ser libre de responder de una manera que esté alineada con tus valores.
2. Voluntad - La mayoría de las personas utilizan el porno porque quieren escapar de ciertas otras emociones negativas. Varias técnicas de mindfulness como el etiquetado emocional o los Ejercicios de Liberación del Trauma te

ayudarán con la habilidad de abrazar la vida tal y como es.

3. Conciencia del momento presente - Cuando estás en el momento presente, estás en tu máxima capacidad. Casi todos los ejercicios de atención plena de este libro te entrenará gradualmente en esta habilidad.
4. Comprender que no eres tus pensamientos - Estamos apegados a nuestras historias, a nuestro yo conceptualizado. Pensamos que nosotros somos nuestra adicción al porno, nosotros somos nuestras historias, somos una categoría de diagnóstico. Al entender que no eres tus historias y auto-juicios, aprenderás a liberarte de ellos y dejarán de alimentar tus adicciones. Esta habilidad se entrena principalmente con las diversas hojas de trabajo que debes completar durante este libro y tu diario.
5. Vivir con valor - Para vivir una vida con sentido, tendrás que saber qué es significativo para ti. Al identificar tus valores, tendrás algo más importante y satisfactorio que hacer que practicar la masturbación con el porno. Esto te dará la motivación y el impulso para dejar el hábito de una vez por todas.
6. Compromiso - aprenderás a establecer objetivos de acuerdo con tus valores y llevarlos a cabo con responsabilidad.

8

Lo que motiva tu adicción al porno y al sexo

Ahora te enseñaré cómo usar estas habilidades para manejar directamente tus impulsos pornográficos. Sin embargo, para hacer esto, primero tendrás que ser un poco más consciente de ellos y de las cosas que los activan. Las cosas que activan tus impulsos pornográficos se llaman "desencadenantes".

Los desencadenantes pueden ser lugares, objetos, ciertos días, incluso personas. Son específicos de un individuo.

Para afrontar adecuadamente tu adicción al porno, tendrás que aprender a identificarlos y manejarlos.

. . .

Algunos desencadenantes que son lugares o cosas, por ejemplo, los bares para los alcohólicos, pueden ser evitados de manera factible y para estos desencadenantes lo mejor es hacer eso. Otros desencadenantes pueden ser circunstanciales y se puede trabajar con ellos o cambiarlos, por ejemplo distanciarse de los amigos que disfrutan de la bebida mientras tratan de mantenerse sobrios. Sin embargo, hay factores desencadenantes que no pueden evitarse o resolverse eficazmente como el estrés en el trabajo o la soledad y la ansiedad, así que tendrás que aprender a aceptarlos y estar presente en ellos. Tal como vimos en capítulos anteriores podrás darte cuenta que algunos desencadenantes son los mismos que pueden desencadenar la adicción al sexo, por lo que de alguna manera estas dos adicciones van de la mano, por lo tanto las soluciones pueden funcionar para cualquiera de las dos adicciones.

Los fetiches son comúnmente condicionados por el uso de la pornografía, y naturalmente disminuirán una vez que dejes de consumir porno. Pero en este punto del libro, si encuentras que tienes un fetiche que es muy incómodo y aún no puedes dejar de consumir porno, entonces te sugiero que uses porno suave o porno que sea de un fetiche diferente y menos perturbador.

    Yo hice esto con el fetichismo de aumento de peso.

. . .

Cuando era adicto al porno de aumento de peso he descubierto que me resultaba muy difícil resistirme a él, por eso al principio, cuando mis habilidades de mindfulness eran bajas, en lugar de ver porno de aumento de peso, empecé a ver porno de feminización y travestismo. He descubierto que ese tipo de porno es menos perturbador y que me resultaba más fácil resistir los flashbacks y los impulsos de masturbarme con ese tipo de porno que con el porno de aumento de peso.

Hagamos ahora algunos ejercicios que le ayudarán a identificar sus desencadenantes:

1. Ahora. Imagina que estás a punto de consumir porno. ¿Dónde te encuentras? Me gustaría que imaginaras ahora que estás a punto de consumir porno, y quiero que respondas a cada una de estas preguntas basándote en lo que imaginas. Refiérete a tus experiencias pasadas al tratar de responder a estas preguntas.
2. ¿Qué utilizarías para ver porno? ¿Usarías tu computadora? (¿Te has acordado de instalar tu bloqueador de porno). ¿Tal vez tu smartphone? (Por cierto, también puedes instalar un bloqueador de porno en él también).
3. ¿A qué hora del día ocurre esto? (Esto te dará

una idea de cuándo bloquear el acceso a el acceso a Internet por completo)

4. ¿Qué harías inmediatamente antes de consumir porno?
5. ¿Qué emociones sueles experimentar antes de ver pornografía?
6. ¿Qué es lo que suele ocurrir antes de consumir porno?
7. ¿De qué manera te estás poniendo en riesgo de recaer? ¿Por ejemplo, navega ejemplo, navegas por Internet sin necesidad? ¿Estás viendo películas de categoría R que sabes que tienen algo que podría desencadenarte?
8. Puede ser que formes parte de una subcultura que refuerza el uso del porno, como la subcultura furry, fetlife, BDSM, BBW, gente que sale a clubes de striptease de forma regular, u otros grupos fetichistas. Si es así, actúan como un desencadenante para ti. Son facilitadores. ¿Hay alguna manera de limitar tu participación en estas subculturas? Si es así, ¿cómo?
9. Muchas personas recurren a las adicciones para afrontar el estrés, las emociones negativas y las situaciones estresantes. Cuando piensas en tu futuro, ¿cómo podrían los sentimientos difíciles o situaciones difíciles hacerte recaer en el porno? ¿Cuáles serían esos sentimientos o situaciones difíciles?

10. El porno también se convierte en parte de nuestra rutina diaria. Yo, por ejemplo, solía masturbarme a las 6 de la tarde y no paraba hasta que me iba a dormir. En tu rutina diaria, ¿cuándo eres tu más vulnerable a las recaídas? ¿Sería posible bloquear el acceso a Internet a esa hora?
11. ¿Cómo es posible que corra esos riesgos innecesarios? ¿Tal vez todavía frecuentas un foro de sexo duro? ¿Sigues teniendo un alijo de porno para una "emergencia"? Contempla esto durante un rato y escríbelo en tu respuesta.

Muchos adictos al porno sienten la necesidad de "probar" su recuperación poniéndose en situaciones que solían desencadenarlos.

Esto casi siempre conduce a una recaída. Por ejemplo, cuando estaba casi recuperado del porno me hice una cuenta en deviantart, un gran desencadenante para mí. Me dije a mí mismo que estaba "suficientemente recuperado" para navegar por el arte de ese sitio web sin que me afectara el material fetichista que se encuentra en ese sitio. Me equivoqué. Fui capaz de utilizar la atención plena y otras habilidades para resistirme unas cuantas veces, pero después de un tiempo de correr esos riesgos innecesarios, recaí.

1. Muchas recaídas son provocadas por el estrés. Quiero que nombres algunas situaciones estresantes, y emociones negativas que pueden desencadenar una recaída. En futuras lecciones aprenderás a gestionar y manejar mejor tus emociones e impulsos en futuras lecciones. Así que mantente en sintonía. Ahora mismo estamos siendo más conscientes.
2. Cuando experimenta impulsos o antojos de actuar de forma adictiva, ¿cómo se siente su cuerpo?
3. ¿Qué sentimientos le harán correr un mayor riesgo de recaída?

Estas son algunas de las emociones de las que muchas personas escapan a través del uso de pornografía: ira, ansiedad, aburrimiento, tristeza, cansancio, miedo, soledad, autocompasión y la vergüenza. Si nos regresamos unos capítulos arriba podrás notar que muchas de las emociones que se encuentran en esta lista tambien estan entre las que desencadenan la adicción al sexo.

1. Por último, intenta pensar en 3 desencadenantes o señales que puedan indicar que estás a punto de consumir porno.

9

Tienes que hacerte amigo de la incertidumbre para liberarte de la adicción al sexo y al porno

La mejor manera de describir las emociones y los impulsos es como arenas movedizas. Quizá recuerdes una antigua película en la que un personaje caía en un charco de arenas movedizas: cuanto más luchaba el personaje, más lo absorbía. En las arenas movedizas, lo peor que se puede hacer es luchar. La mejor manera de sobrevivir es tumbarse, extender los brazos y las piernas y flotar en la superficie. Esto es muy difícil de hacer porque nuestros instintos nos dicen que luchemos, pero si haces lo que es natural, te ahogarás. Puedes observar que nuestras emociones funcionan de forma similar. Cuanto más intentas resistirte a una emoción o un pensamiento, más fuertes se vuelven, pero al mismo tiempo tumbarte y flotar en tu paisaje emocional y de pensamiento es difícil porque es muy contrario a la intuición.

Ahora quiero profundizar en cómo este tema del

control se relaciona específicamente con la adicción al porno:

Antes que nada quiero que sepas que nunca se puede saber del todo que no se va a recaer.

Dejar la pornografía, como cualquier adicción, siempre llevará consigo una incertidumbre muy real. En el momento en que aprietas el puño y dices: "Nunca más", jurando que no volverás a masturbarte con el porno, siempre sentirás una incómoda sensación de incertidumbre en tu interior.

Hay muchas maneras en que las personas tratan de manejar este sentimiento de incertidumbre. Algunos intentan reafirmar repetidamente que "no volverán a ver porno" y esto funciona hasta cierto punto. Te vuelve a motivar y te recuerda tu compromiso. Por eso hemos incorporado una forma modificada de afirmación. Pero el problema de las afirmaciones es que nunca eliminan esa molesta sensación de incertidumbre.

Además, las afirmaciones y declaraciones de este tipo están simplemente sobreutilizadas y no son tan efectivas por sí solas. No puedo decirte cuántas veces me he masturbado con el porno fetichista más asqueroso jamás creado sólo para decirme a mí mismo "No puedo creer que haya hecho eso. Nunca volveré a masturbarme con el porno". Bueno, en realidad puedo decirte que definitivamente son más de cien veces, y eso nunca me impidió volver al porno.

Si esto no funciona, ¿por qué es tan común? La razón es que cuando lo hacemos, queremos sinceramente dejar el porno, otra razón es que decimos tales cosas principalmente para suprimir nuestro miedo a otra recaída. Es un intento más de controlar nuestros pensamientos y emociones, que nunca funciona. Incluso hay un dicho para ello "Lo que se resiste, persiste". En esta lección explicaré por qué.

Sólo hay una manera de deshacerse realmente de esta incertidumbre, una manera de responder a la pregunta: "¿Volveré a consumir porno?" y eso es volver a consumir porno. Cuando vuelves a consumir porno, la incertidumbre desaparece. Sabes que vas a volver a masturbarte con el porno.

Siempre que intentaba dejar el porno me prometía a mí mismo: "Estoy harto de esto. Esta es la última vez.

. . .

Nunca más me masturbaré con el asqueroso porno para engordar". Pero siempre había una pequeña semilla de duda presente. Mi mente siempre me lo recordaba:

"Pero eso es lo que pasó la última vez. Te lo has prometido a ti mismo numerosas veces. Si no funcionó entonces, ¿qué te hace pensar que funcionará ahora?".

Y entonces, seguramente, algo me desencadenó, y el pensamiento: "Tengo que usar el porno ahora mismo" se coló en mi mente.

Por supuesto, intenté contrarrestarlo pensando: "No, no puedo ver porno. Otra vez no", e inicialmente logré detenerme con ello, pero luego, una hora después la parte adicta de mi mente me atacó de nuevo: "Oh, vamos. El porno no es gran cosa. ¿Qué daño puede hacer?" Volví a decir "No", y a eso respondió "Algún día, algún día". No pasó mucho tiempo para empezar a preocuparme por si iba a recaer o no. "¿Voy a recaer?"

"¿Cómo puedo estar seguro de que no recaeré?" Incluso usé un péndulo y el tarot para "predecir" que no iba a recaer para calmarme. No funcionó. Mi preocupación sólo aumentó. Pensaba y pensaba: "Oh, tal vez usar porno no es tan malo, quizás era mejor cuando era adicto al porno, al menos no tenía que luchar tanto".

. . .

En ese momento, supe que no podría soportar ni un segundo más de ese tipo de presión, y mi mente volvió a decir: "Tal vez te sentirías mejor si te masturbaras con porno para subir de peso. Vamos, abraza tu sexualidad, ¿qué hay de malo en usar porno? Todo el mundo lo hace". En ese momento, mientras luchaba con mi incertidumbre, finalmente me quebré y una vez más me masturbé, esta vez con porno para amputados. En ese momento, toda la incertidumbre se desvaneció.

Tuve espacio para respirar. El problema es que ese espacio de incertidumbre desapareció muy rápidamente. El alivio de la incertidumbre que obtuve al consumir porno era muy efímero y volvía a mi lucha una y otra vez. Esto alimentó mi adicción durante mucho tiempo.

Tus errores no equivalen al pasado

Para todos los adictos, el pasado es una fuente de constante arrepentimiento. No puedo decir cuántas veces me he castigado a mí mismo. Estas son algunas de las cosas que solía rumiar constantemente:

- "He destruido mi sexualidad con mis hábitos de masturbación".
- "Oh, ¿por qué he hecho esto?"
- "Nunca podré tener una relación funcional".
- "Por qué me metí en el porno fetichista extremo. ¿Cómo pude pensar que esto era una buena idea?"
- "Fue mi culpa. Tuve un exceso de confianza. Nunca debí haber visto porno".

Pero no importa dónde estés en la vida y con tu adicción, puedes hacer tu propia historia. Puedes vivir una vida rica y con sentido. Podrás decir: "Sí, esa vida, ese tipo de vida, es mía, y estoy agradecido de tenerla".

Cuanto más me preocupaba mi pasado o mi futuro. Menos eficaz era en el presente.
El dolor es inevitable.

Experimentarás cosas desagradables. Es un hecho. Pero cuando intentas escapar del dolor de la vida cerrando el puño y tensándolo, es difícil experimentar los placeres de la vida. Cuando tus manos cubren tus ojos no puedes ver una flor o una hermosa puesta de sol o ver cualquier cosa que esté disponible para ti. Estamos evolutivamente predispuestos a escondernos y huir. Es la forma más fácil de "sobrevivir". Por esta razón es algo muy aterrador dejar de esconderse, luchar y huir.

Una de las primeras cosas que verás una vez que dejes de esconderte es el daño que la ocultación te ha traído. Cuando nos escondemos, hay dos cosas a las que realmente prestamos atención: la cosa de la que escapamos y la cosa que vemos como "la salida". Si estuvieras en un edificio escapando de un monstruo estarías más atento a el monstruo y a la salida. Probablemente ignorarías por completo todos los detalles más finos de la tienda, como el color de las paredes, o lo que otras personas están haciendo en ese edificio.

Huir de tu pasado o de tu futuro funciona de la misma manera. Cuando huyes, te escondes o luchas te vuelves menos consciente de tu vida en el momento presente.

Ningún otro ser vivo sufre como un humano.

¿Cuál es la diferencia entre un perro y un humano? Cuando se echa a un perro a la lluvia y luego lo dejas volver a entrar, se secará y seguirá siendo feliz como lo era antes del evento. Cuando se echa a un humano a la lluvia y se le deja que vuelva a entrar, se enfadará por el trato injusto que ha recibido, y planeará una venganza contra la persona que lo echó.

Dolor Puro vs Dolor Sucio

Si lo piensas, las cebras y los conejos la tienen mucho peor que nosotros. Tienen que luchar por su vida todos los días, y todos los días viven en un ambiente incómodo. Duermen sobre la hierba, las rocas, y muy a menudo se raspan y se magullan al caminar. Experimentan mucho dolor y, sin embargo, no sufren.

La diferencia entre su dolor y el nuestro es que su dolor es limpio y el nuestro es sucio.

Un dolor limpio es un dolor libre de resistencias, juicios y pensamientos sobre él. Es dolor tal y como se experimenta en el momento presente, sin que se le añada nada. Es doloroso, pero no crea sufrimiento.

Por otro lado, el dolor sucio es un dolor que está impregnado de nuestros propios juicios y nuestros propios pensamientos sobre la situación. Cuando alguien te da una patada en los huevos, no sólo experimentas el dolor, sino que también creas una historia detrás de él, como por ejemplo "Maldita sea. Me han dado una patada en los huevos. La vida es tan injusta" y tratas de resistir el dolor. Piensas para ti mismo: "No debería sentir este dolor.

No debería sentir este dolor, está mal" y por eso, fortaleces tu dolor, y tal vez incluso tratas de escapar de él masturbándote viendo porno.

El sufrimiento ocurre todo el tiempo para los humanos.

Los humanos no sólo sufrimos, el sufrimiento nos sucede todo el tiempo. Sufrimos porque hemos sufrido en el pasado, y sufrimos porque podríamos sufrir en el futuro. No importa qué tipo de cosa buena nos ocurra, siempre hay algo mejor que podría habernos ocurrido.

Siempre hay un "antes" al que desearíamos volver o un "después" que nos gustaría tener y el presente siempre es "después". "Después de esto" "Después de aquello". El día de la satisfacción siempre es mañana. Pero ese mañana nunca llega. Sólo el momento presente es real.

. . .

Hay una alternativa a esperar y buscar la circunstancia adecuada. ¿Qué pasaría si pudieras actuar de una manera que te llenara sin importar lo mal que te sientas y sin importar cómo sea tu vida en este momento? Esa es la promesa de este libro. Pero esa promesa es algo que tendrás que trabajar. Es la habilidad de la atención plena (Mindfulness), y como toda habilidad, hay que entrenarla.

Si quieres que la presencia esté disponible en situaciones de riesgo, como las situaciones en las que es más probable que recaigas en el porno o en la adicción al sexo, tendrás que entrenar tu mente muy bien. Por eso este libro tendrá un montón de ejercicios de meditación, y se espera que los hagas todos.

Nuestras mentes han evolucionado para sufrir.

Nuestros cerebros han evolucionado para que huir y esconderse parezca la mejor decisión que se pueda tomar. Así ocurre en la naturaleza con las presas. Un mono puede luchar o correr. Si "acepta" e intenta hacerse amigo de un tigre, morirá.

Así que cuando nos enfrentamos a situaciones incómodas, también intentamos correr y escondernos. Muchos de nosotros utilizamos la pornografía, las drogas y el alcohol para escondernos de nuestros desencadenantes y de nuestras experiencias vitales incómodas y dolorosas.

Nuestro cerebro también ha aprendido a odiar la incertidumbre. La incertidumbre significaba que un peligro estaba en marcha. La incertidumbre significaba que te podían matar en cualquier momento. El problema es que mientras queremos que el mundo se quede quieto y se comporte para que nos sintamos seguros, la vida no funciona así. Está llena de cambios e incertidumbre.

Del mismo modo, nuestros cerebros han evolucionado para imaginar siempre un "mañana mejor" para que busquemos un lugar sin leones ni depredadores. El contentamiento era algo muy peligroso para nuestros ancestros. Cuando un mono dejaba de correr y luchar, era rápidamente devorado por un tigre.

Nuestra mente es un mecanismo de resolución de problemas que pretende alcanzar la perfección. El problema es que esto solo crea una situación en la que siempre habrá un "mejor que ahora" y si nos dejamos llevar por nuestra mente, nunca estaremos contentos en nuestra vida, ya que nuestras mentes no están construidas para la paz. Están construidas para la lucha y para evitar el sufrimiento.

El problema es que el sufrimiento es inevitable. Esta parábola budista ilustra perfectamente este punto:

Una mujer cuyo hijo había muerto acudió al Buda y le pidió que reviviera a su hijo. Él dijo que sería capaz de hacerlo, pero sólo si ella le daba una semilla de mostaza del jardín de una familia que no hubiera sufrido pérdidas ni dolor en su vida. La mujer se esforzó por encontrar esa familia o esa persona. Pero fracasó.

El dolor es una parte inevitable de la experiencia humana. El truco para vivir una vida productiva y satisfactoria es aprender a lidiar con el dolor y actuar de forma valorada. Este es también el secreto para vencer la adicción al porno, que aprenderás en este libro.

Nuestros cerebros también han evolucionado para odiar el cambio porque el cambio siempre conlleva a la incertidumbre. Cuando intentas cambiar, tu cerebro comienza a pensar: "Puede que viva una vida de mierda. Pero es mi vida de mierda. Es familiar. Puede que no sea agradable. Pero es segura. ¿Cómo lo sé? Estoy vivo y en el fondo eso es lo único que me importa de todo lo que me preocupa".

A la parte primitiva de tu cerebro no le importan tus

valores, los logros, la productividad o incluso el placer. Nuestros cerebros no fueron diseñados para que para ser felices. Fueron diseñados para que sobreviviéramos. Desde la perspectiva de nuestro cerebro, todo lo que hacemos habitualmente es "suficientemente bueno" ya que no estamos en riesgo inmediato de morir, y como tal tenemos que estar haciendo algo bien, y "es un riesgo cambiar una cosa buena".

Como adicto en recuperación, tendrás que enfrentarte a mucha incertidumbre y a muchos cambios. Pero espero que este libro te ayude a aprender cómo evitar el impulso natural de escapar y esconderte de la vida aprendiendo habilidades de mindfulness o atención plena. Entre otras cosas, espero puedas aprender a hacerte amigo de la incertidumbre.

¿Por qué tenemos que hacernos amigos de la incertidumbre? Porque todo lo que vale la pena hacer en la vida conlleva al menos un poco de incertidumbre:

- Adoptar un nuevo horario de ejercicio - Incertidumbre.
- Cambiar de dieta - Incertidumbre.
- Empezar un nuevo trabajo - Incertidumbre.
- Ir a la universidad - Incertidumbre.
- Dejar una adicción - Incertidumbre.
- Salir con alguien - Incertidumbre.

. . .

Todo lo que vale la pena hacer en la vida implica incertidumbre. Incluso con mi relación actual con mi pareja, tanto ella como yo tuvimos que superar incertidumbre con la transición de una relación online a larga distancia a que ella viva conmigo en persona como adultos autistas independientes. Esto en sí mismo es una larga historia, pero todo comenzó el 12 de septiembre de 2013. Ella y yo nos conocimos en línea por primera vez en una página de citas para adultos autistas. A partir de ese día congeniamos de verdad, sin juego de palabras, y cada día hablábamos y nos enamorábamos un poco más. Sin embargo, no fue tan sencillo, ella estaba en un hogar muy disfuncional y con el alcoholismo y la depresión dos años después de graduarse en la Universidad de Michigan y yo estaba luchando con mi adicción al porno y mis propios problemas personales y familiares. Para complicar aún más las cosas, ella vivía en Michigan y yo en Polonia.

En diciembre de 2013 dejó a sus familiares y se fue sin hogar.

Desde la distancia yo la ayudé a hacer anuncios por internet, ofreciendo limpieza para obtener alojamiento y comida. Después de dejar el refugio local, fue empleada por habitación y comida como trabajadora de atención directa y ella y yo nos mantuvimos en contacto en línea diariamente a través de Skype y Facebook.

. . .

Esos siete meses tuvieron algunos bajos profundos, incluyendo pero no limitado a mí mismo tener un intento de suicidio en marzo de 2014, y varios problemas aquí y allá con su empleo y el acoso de su madre.

De alguna manera, sin embargo, ella fue capaz de ahorrar dinero de las probabilidades y yo pude arreglar las cosas por mi parte, y en agosto de 2014, ella voló a Polonia para estar conmigo. Después de 11 meses de gran incertidumbre y confusión, por fin pudimos estar juntos en una relación funcional, amorosa y sobria.

10

La atención plena y cómo te puede ayudar con tu adicción al sexo y al porno

Sufrimos cuando intentamos controlar lo que no podemos controlar. Yo también he intentado controlar cosas que no se podían. Tengo muchas historias personales con esto también. No sólo luché con mi ansiedad y depresión, sino que también luché con mi dolor crónico. Mi lucha nunca me llevó a nada. Todavía experimento dolor crónico hasta el día de hoy, mi evitación del mismo me impidió hacer ejercicio tan a menudo y vivir mi vida tan activamente como debería.

Incluso a menudo utilizaba la pornografía como medio para controlar mi dolor crónico y ansiedad. A menudo me masturbaba para escapar de mis sentimientos y sensaciones internas.

. . .

Mientras me recuperaba de la adicción al porno, a veces recaía en un intento de controlar los fuertes sentimientos de tensión sexual que experimentaba en los primeros días de estar libre del porno.

La verdadera aceptación en forma de mindfulness te permite experimentar no sólo el dolor físico y emocional sin dejarte envolver por él, sino también tus pensamientos. La mayoría de la gente está controlada por sus pensamientos. No hace mucho tiempo, cada vez que la parte adicta de mi cerebro decía "ve porno", me identificaba instantáneamente con ese pensamiento y hacía exactamente lo que me decía, casi automáticamente. Fue sólo después de horas de aprender las herramientas de la atención plena, donde me sentaba y tomaba conciencia de lo que se movía dentro de mi mente, y cómo no permitir que estas experiencias se acumularan en el comportamiento adictivo de la pornografía.

La mayoría de las veces, ahora soy capaz de escuchar a la parte adicta de mi cerebro decir "¡Masturbate con el porno ahora! No puedes soportar la vida tal y como es". Me doy cuenta, y entonces muevo mi atención a algo más productivo y sigo con mi vida.

Aprenderás más sobre estas habilidades en las próximas lecciones, pero ahora quiero que seas consciente de ellas.

. . .

Quiero que pienses en todas las cosas que haces para escapar de los impulsos de ver porno y para escapar de tus sentimientos sexuales y de otro tipo que te impiden vivir una vida valiosa.

Piensa en el tiempo que has pasado viendo porno, tratando de controlar las ganas de masturbarte y luchando por controlar los efectos de la masturbación y el uso del porno de forma extensiva.

En primer lugar, es importante darse cuenta de que ver porno y escapar de los pensamientos sexuales sólo funciona a corto plazo. Si resulta que trabajas como programador, no puedes escapar de todos tus desencadenantes. Tarde o temprano tendrás que trabajar con un ordenador, lo que eventualmente desencadenará el pensamiento.

Por eso el objetivo final de la terapia no es eliminar todos los desencadenantes de tu vida (aunque intentaremos limitarlos al máximo) sino enseñarte cómo puedes experimentar el impulso de ver porno/masturbarse sin actuar en consecuencia.

. . .

El dolor duele. Pero no tiene por qué limitar nuestro comportamiento. Podemos actuar de manera óptima sin importar lo terrible que nos sintamos.

Muy a menudo nos centramos en nuestro dolor y hacemos que nuestra vida gire en torno a nuestra ansiedad y depresión.

A veces hasta el hecho de obtener un título inútil en psicología como hice yo. Una forma de superar esta creencia improductiva de que "necesito sentirme bien para estar bien" es imaginar que alguien ha agitado una varita mágica sobre ti y todo tu dolor emocional ha desaparecido. ¿Qué harías? ¿Qué querrías que fuera tu vida?

Cómo la mentalidad tradicional de resolución de problemas crea problemas

Los problemas mentales se producen cuando intentamos utilizar las mismas estrategias que se utilizan en la resolución de problemas en el mundo exterior para resolver problemas en nuestro mundo interior, dentro de nosotros.

. . .

Veamos ahora cómo resolveríamos los problemas externos observando cómo reaccionaríamos si oliera a gas en la cocina:

- Reconoceríamos que hay algo mal al detectar un olor extraño.
- Identificaríamos la causa al notar que el olor es de gas de la estufa y que uno de los mandos no está completamente apagado.
- Anticipamos que la casa probablemente explotará si no se hace nada.
  Determinaríamos lo que hay que hacer y lo haríamos. En este caso cerraríamos la llave del gas.
- Luego evaluaríamos si ha funcionado comparando el resultado con el resultado esperado. En este caso, esperaríamos a ver si el olor se disipa.
- Entonces determinaremos lo que hemos aprendido y averiguaremos cómo manejar problemas similares en el futuro.

Ahora mira todos estos pasos y piensa: ¿Cómo podrían conducir al sufrimiento o a la inflexibilidad psicológica si intentáramos utilizarlos para problemas internos?

Por ejemplo, si aplicamos el paso 2: "Identificar una causa", a los problemas internos ¿podría ser perjudicial si se manifiesta en forma de atribución de culpa o responsabilidad? ("Ha sido culpa mía" o "Deberías haberlo sabido").

Asimismo, aplique el paso 3 para resolver los problemas internos que esto puede provocar en la preocupación. ("Sé que tengo que hacer esto, pero ¿y si...?")

Paso 4: "Determinar lo que debe hacerse y hacerlo", requiere que accedamos a una regla interna.

Pero cuando nos ocupamos de los problemas internos tratando de adherirnos a dichas reglas, esto crea patrones de pensamiento que incluyen "deberías" y "debes", que han sido identificados como la causa principal de los problemas psicológicos. Pero incluso si se piensa en esto usando el sentido común, una estricta adhesión a las reglas mentales puede conducir a la rigidez.

Si intentamos aplicar el paso 5 a los acontecimientos internos, esto podría dar lugar a una visión negativa de uno mismo porque constantemente actuaremos por debajo de nuestro nivel. ("¿Por qué no puedo dejar de ser así? o "Soy un perdedor, y probablemente la mayoría de la gente también lo piensa").

. . .

Y por último, si intentamos aplicar nuestros juicios y evaluaciones en nuestro interior, esto podría llevar a la creación de una imagen negativa de sí mismo y a ver el mundo como algo dañino y limitante. el mundo como algo dañino y limitante ("Debería dejar de intentarlo", "Quizá si dejo de preocuparme, no me volverán a hacer daño" o "Así es la gente, así que ¿para qué me voy a molestar en acercarme a alguien? acercarme a alguien").

Así que, como puedes ver, puede dar lugar a problemas cuando aplicamos estrategias que funcionan para los problemas externos a los problemas internos.

Veamos ahora qué ocurre cuando intentamos "controlar" un pensamiento y un impulso. ¿Qué pasa si lo que haces con estos pensamientos, recuerdos y sentimientos? Es como luchar con una pelota en una piscina. No te gustan estas cosas. No las quieres, y las quieres fuera de tu vida. Así que tratas de empujar la pelota bajo el agua y fuera de tu conciencia. Sin embargo, la pelota sigue subiendo a la superficie, por lo que tienes que seguir empujándola hacia abajo o manteniéndola bajo el agua. Luchar con la pelota de esta manera la mantiene cerca de ti, y es agotador e inútil. Si soltaras la pelota, saldría y flotaría en la superficie cerca de ti, y probablemente no te gustaría. Pero si la dejas flotar durante un rato sin agarrarla, podría acabar alejándose hacia el otro lado de la piscina.

E incluso si no lo hiciera, al menos podrías usar los brazos y disfrutar del baño, en lugar de pasar el tiempo luchando.

Aquí hay otra metáfora que ilustra el efecto de tratar de manejar sus emociones e impulsos mediante el control:

Imagina tu vida como una habitación. Un día te das cuenta de que una tubería del techo ha empezado a gotear. El desorden que crea el agua, así como el sonido de las gotas que caen, te pone nervioso y quieres deshacerte de ella. Así que reparas la fuga con un trozo de cinta adhesiva y limpias el agua, y vuelves a estar tranquilo, hasta que el agua encuentra su camino a través de la cinta y el sonido del goteo y el desorden del agua vuelven a aparecer: Así que pones otro trozo de cinta alrededor de la primera reparación y todo vuelve a estar en orden. Por supuesto, la paz y la tranquilidad no duran mucho. Hay que arreglar la fuga una y otra vez.

Eso no es un gran problema, ya que la cinta aislante es bastante barata y siempre consigues tener un rollo de repuesto a mano. Esto se prolonga durante meses o incluso años hasta que un día te das cuenta de que estas grandes y torpes reparaciones están dañando lentamente la habitación, dejando cada vez menos espacio para vivir y sólo empeora las cosas esparciendo aún más agua por todas partes.

Vivir con apertura a tu experiencia requiere práctica, al igual que sentirse cómodo con la incertidumbre requiere práctica.

Por eso meditarás durante una hora al día para desarrollar esta y otras habilidades de atención plena, que no sólo te ayudarán a liberarte de tu adicción al pornosino que también te ayudarán a llevar una vida más productiva. Algunas meditaciones funcionarán mejor para ti que otras, pero es cuestión de ir probando varias de ellas.

¿Qué es lo que distingue la meditación de la rumiación?

La aceptación es también la principal cualidad que diferencia la meditación y el la atención plena de la rumiación. Cuando estás atento, eres consciente de tus pensamientos pero no te resistes a ellos. En lugar de ello, te permites experimentarlos sin dejarte llevar por ellos. El término técnico para "dejarse llevar" por tus pensamientos y sentimientos es Fusión. La capacidad de no dejarse llevar por ellas, que se fomenta con la aceptación, se llama Difusión. Si lo piensas, no puedes cambiar una experiencia en el momento en que la estás experimentando. Digamos que te doy una patada en los dientes, y como resultado sentirás dolor en el momento en que lo hice, te guste o no y no puedes hacer nada al respecto.

El dolor no disminuirá más si "no te gusta" en lugar de que "te guste". Aún si decides patear mis dientes después es una elección cognitiva consciente relacionada con tus valores.

Tampoco significa que tus juicios desaparezcan. Si estás enfermo, lo más probable es que tengas pensamientos como "esto es terrible" o "¿por qué me pasa esto?".

También tendrías pensamientos similares si alguien te diera una patada en los dientes. Parte de la parte de la aceptación saludable es notar y aceptar tu resistencia a la experiencia y tus juicios automáticos sobre la misma.

Una vez más, la aceptación tampoco es resignación. La resignación consiste en renunciar a algo, mientras que la aceptación consiste en abrirse a las experiencias.

En muchos sentidos, la aceptación es como comer una manzana. Una razón para comer una manzana podría ser porque está tratando de comer más sano, por lo que está tratando de mantenerse alejado de las cosas que son "malas" para ti.

Así que en lugar de tu merienda habitual, digamos una magdalena de chocolate, te dices a ti mismo que vas a comer una manzana. Puede que "elijas" una manzana, pero ¿cómo será comer esa manzana? Mientras la comes, empiezas a compararla con la magdalena. Con cada bocado, piensas en que la manzana no es tan dulce, ni tan dulce, ni tan blanda como la magdalena. Entonces, cuando terminas, te comes la magdalena de todos modos. De lo que estamos hablando aquí es de otra forma de comer una manzana: permitir que la manzana sea una manzana, en lugar de necesitar o querer que sea algo que no es y que nunca será. Notar el crujiente de cada bocado, la jugosidad y la dulzura por lo que son y no por lo que no son: una magdalena.

Yo también tuve un problema para entender la aceptación

Sinceramente, tenía un gran problema de aceptación.

De niño sufrí de TEPT y ataques de pánico durante años y crecí en un hogar bastante abusivo, con un padre alcohólico, una madre negligente y parientes y comunidad antagónicos.

. . .

Así que durante la mayor parte de mi vida, traté de escapar de la realidad y de la existencia tal y como era, tal y como era. Este fue uno de los principales factores que me llevaron a usar la pornografía tanto como lo hice. Para mí, era una forma de escapar. Ahora sé que si aprendiera a aceptar la realidad utilizando las meditaciones y técnicas que comparto con ustedes, mi adicción nunca habría llegado a la espiral que alcanzó y nunca habría tenido los problemas que tuve.

Durante la mayor parte de mi vida, he practicado lo contrario a la aceptación. Religiosamente practicaba la evasión porque pensaba que era lo único que me permitiría incluso una pizca de felicidad. Durante la mayor parte de mi vida no quise nada más que escapar de mi realidad hacia otra cosa.

El porno parecía la forma más fuerte y forma más tangible de escape.

Utilizaba el porno como un escape del hecho de que no tenía amigos, del hecho de que me iba mal en la escuela y del hecho de que me sentía como un perdedor. que me iba mal en la escuela y del hecho de que me sentía un perdedor. Cada intento proactivo de ayudarme traía consigo otros sentimientos negativos. Estudiar me parecía aburrido, hacer ejercicio me parecía tedioso, acercarme a la gente me daba miedo.

En aquel entonces, simplemente me faltaba la atención necesaria para afrontar cualquiera de estos sentimientos. No se trataba de un "defecto", sino simplemente de un músculo no entrenado, y no tenía tenía las herramientas para entrenarlo. No era más "defectuoso" por ser como era que por el hecho de ser débil cuando no tenía acceso al gimnasio o incluso a las mancuernas. Y ahora sé que mi vida habría sido completamente diferente si hubiera tenido las herramientas que enseñan en este programa que me permitirían entrenar la atención plena para poder haber enfrentado mis problemas en lugar de escapar de ellos.

Porque la verdad es que nadie pasa por la vida sin salir herido. El dolor es inevitable y siempre lo experimentarás.
    Intentar escapar de él a través del porno, las drogas, los videojuegos o cualquier otra cosa sólo empeora las cosas. Rumiar tus fracasos hace lo mismo.

En resumen, la aceptación consiste en abrazar lo que es y lo que la vida ofrece. Se trata de decir "sí" a la vida tal y como es. Lo importante que hay que notar ahora es que la aceptación no es un concepto. Es una habilidad que hay que aprender. Aprenderás esta habilidad a través de una práctica de meditación diaria. Esta habilidad te permitirá ser impasible por cualquier impulso de masturbarte con el porno y aflojará el control que tu adicción tiene en ti.

La aceptación es un proceso. Nunca es constante.

La aceptación es algo que hay que practicar momento a momento. No es algo que se "logra" y se "domina".

Por eso es crucial aceptar lo inevitable, la resistencia a la vida le ocurre incluso a los mediadores más experimentados.

La aceptación en el sentido terapéutico de la palabra no es resignación o derrota, de hecho de hecho, es lo contrario. El cambio se potencia cuando se acepta el momento presente momento presente y se aceptan los momentos incómodos que inevitablemente se producirán durante el proceso de cambio. Por ejemplo, tomemos a alguien en una situación abusiva. La aceptación sería útil en esta situación, pero no sería aceptación del abuso. Significaría aceptar los hechos, como el hecho de que si no se hace nada al respecto, el abuso continuará. Significaría reconocer y tomar conciencia de la dolorosa realidad de tu situación actual. Significaría que tendrías que enfrentarte a tus miedos y a la verdad de tu relación inviable. Pero no significaría ceder.

La aceptación consiste en aceptar los hechos. Aceptar la realidad.

La aceptación no es una admisión de fracaso. Es sólo la constatación de que una determinada estrategia no puede funcionar. La aceptación está muy relacionada con la viabilidad. La aceptación consiste en ver claramente lo que funciona y lo que no y abandonar las estrategias que no funcionan.

Para pasar a la acción y cambiar, tienes que aceptar que lo que tienes actualmente es malo.

La aceptación tampoco es tolerancia, aunque la distinción no es tan clara. Cuando toleras algo, quieres "sacar algo de ello"; quieres "sentir el dolor para obtener el premio". La aceptación es un proceso activo que sugiere que hay algo significativo en cada momento que puedes experimentar plenamente.

. . .

La aceptación no es una técnica; es una elección y una habilidad entrenada. No es una cuestión de tener que hacerlo; es un salto basado en valores. Sentir lo que uno siente no es un fin en sí mismo, eso es regodearse.

La aceptación no es un truco diseñado para aceptar algo fuera de la existencia.

La voluntad y la aceptación tienen una cualidad de todo o nada. O te enfrentas a ello o no lo haces. Es como saltar. Pero al mismo tiempo, la voluntad no es un deseo de experimentar algo.

Permítanme ahora darles una metáfora que iluminará la diferencia entre estar dispuesto a tener una experiencia y querer o desear una experiencia:

Imagínate sentado en un avión para un vuelo nocturno. Tienes toda la fila para ti mismo y te reconforta la soledad, todo este espacio te permite ahora estirarte e incluso dormir un poco. Entonces, justo antes de que se cierre la puerta de la cabina, sube a bordo una joven pareja con un bebé llorando; empiezas a pensar, "¡La pobre gente que tiene que sentarse junto a ellos toda la noche!" Justo cuando ese pensamiento cruza por tu mente, ves que la pareja se acerca a ti. Están sentados justo a tu lado. Barajas tus cosas para hacerles sitio, pero en tu cabeza estás pensando: "¡No!". Sonríen y te agradecen que les ayudes a llegar a sus asientos, y mientras su bebé sigue gritando.

Lo intentan todo para calmarlo. Intentan darle de comer, y eso sólo hace que llore más fuerte. Prueban con su juguete favorito, pero sigue gritando. ¿Cuáles son tus opciones? Puede pasar las siguientes ocho horas mirándolos mal, burlándose de sus intentos fallidos de calmar a su hijo y haciéndoles saber que este tipo de comportamiento es absolutamente inaceptable en un avión.

También puedes unirte a ellos para intentar callar al niño: jugar al cucú o darle tu teléfono para que lo juegue. O bien, puedes elegir hacer lo que harías en un vuelo nocturno, mientras asimilas los sonidos de ese niño tal y como son y reconoces que el niño está haciendo exactamente lo que hacen los niños, sin hacer que te gusten los sonidos que hace el niño, pero tampoco necesitar que los sonidos no estén ahí.

Y, al mismo tiempo, te das cuenta de que, por mucho que el niño llore, no lo hará para siempre, y que querer que se calle nunca será lo que se necesita para que eso pueda suceder. Iluminemos ahora el concepto de aceptación con una metáfora.

. . .

Cómo la aceptación está directamente relacionada con la adicción

El propósito del tratamiento de aceptación no es aceptar tu consumo de porno o tus fetiches. Es aceptar tus impulsos de consumir porno, tus impulsos de masturbarte con porno fetichista.

La regla número 1 de todos los impulsos es:
Cuanto más intentes controlarlos, más los tendrás.
Puedes aceptar tus impulsos y quitarles su poder, o puedes luchar contra ellos y resentirlos, haciendo la guerra contigo mismo. Cuando estás en guerra contigo mismo, lo estás para siempre hasta que decides dejar de luchar. La aceptación no te hará sufrir menos. Practicar la aceptación no hace que nada desaparezca. Sólo impide que crezca innecesariamente.

Dicho esto, no hay garantía de que aceptar una emoción la debilite. De hecho, a veces puede hacerla más fuerte. No se trata de hacer que una emoción desaparezca. Podrías estar diciéndote a ti mismo: "No sé qué pasará si decido dar cabida a mis emociones negativas y a mis impulsos. Podría empeorar, nunca se sabe. Esto parece arriesgado".

Supongo que podríamos decir que sabemos con certeza lo que pasará si sigues luchando con estas cosas. Probablemente seguirás obteniendo los resultados que has tenido hasta ese momento. ¿Estarías dispuesto a experimentar con un movimiento diferente y ver lo que sucede?

Puede que pienses algo como que "primero tengo que entender mi problema antes de aceptarlo". Muchas personas piensan que primero tienen que entender o entrar en contacto con el significado más profundo de un problema antes de poder estar con él. Esto no es cierto. Permítanme ilustrarlo con otra metáfora:

Los coches son complicados y es posible que no sepas cómo funcionan. ¿Conoces todos los los detalles de tu coche? ¿Realmente tienes que averiguar los intrincados detalles de funcionamiento interno de un coche para conducirlo? ¿Entender cómo funciona el ordenador interno de un coche te ayudará realmente a volver a casa desde el trabajo?

Esto es paralelo a intentar comprender tus sentimientos y pensamientos cuando hacerlo no te ayudará a avanzar en una dirección valiosa, e incluso podría ser una barrera.

11

Cómo tomar el control de los pensamientos que impulsan tu adicción al sexo y al porno

Los problemas surgen cuando utilizamos nuestras habilidades lingüísticas y de resolución de problemas en casos en los que no son útiles. Si alguna vez has escuchado a Osho o a cualquier otro gurús espirituales de antaño, puede que les oigas decir que "la mente es el enemigo" o que "el secreto de la felicidad es no pensar". Hay algo de verdad en esto, pero esos gurús son demasiado amplios y no son lo suficientemente específicos en su definición.

Sientes ansiedad y tratas de resolverlo, tratas de encontrar una salida. Intentarás escapar de estos sentimientos, lo que te llevará a la evitación experiencial.

Tu intento de la mente por resolver el problema se convirtió en el problema, porque las mismas cosas que funcionan bien en el mundo externo y en la escuela son muy patológicas en el mundo interno.

Si quieres resolver un problema de matemáticas, puedes hacerlo fácilmente con tu mente pero si no te gusta pensar en un trauma del pasado y tratas de "barrerlo" o "entenderlo", lo único que consigues es que sea más importante, más destacado y más influyente.

Si tenemos miedo a la lluvia, agarramos un paraguas, pero si tenemos miedo al rechazo, evitaremos acercarnos a las mujeres y a los hombres y, en consecuencia, evitaremos la intimidad.

Nuestros juicios sobre el mundo se adquieren verbalmente y no se basan en la experiencia directa. Nuestro mundo y nuestra posición social en él están estructurados por nuestro lenguaje, nuestra historia.

En cierto sentido, la mente no es una cosa, sino un conjunto de capacidades relacionales, en otras palabras una colección de historias.

. . .

Nosotras las personas no pensamos en hechos, lo que hacemos es pensar en historias. Por eso la mayoría de la gente encuentra las películas y las novelas mucho más agradables que los libros de texto y por eso las fábulas se han utilizado como herramienta de enseñanza durante milenios.

Tomemos el cuento de la tortuga y la liebre. La tortuga, que se mueve lentamente, vence a la liebre demasiado confiada. A través de esta historia, incluso un niño puede ver el valor de la lentitud y la constancia, en contraposición al exceso de confianza.

Las historias pueden etiquetarnos y encasillarnos. A su vez, por regla general, creamos historias sobre nosotros mismos como "Oh, soy un pervertido" o "Soy un pecador". ¿Qué tipo de historias te cuentas sobre ti mismo? ¿Eres un pecador? ¿Eres un pervertido?

La verdad es que nadie lo sabe, y la mayor verdad detrás de esto es que no importa en absoluto. A diferencia de una fábula, las historias que generalmente contamos sobre nosotros mismos no tienen ningún valor y no contienen ninguna idea útil.

. . .

¿Eres un pervertido? Realmente depende de a quién le preguntes. Ser un pervertido es un verbo. Describe una acción. Tu acción. En este momento y en el siguiente y en el siguiente, haces algo que replantea toda la cuestión. Digamos que te dices a ti mismo la historia de que eres la persona más estúpida de tu clase: ¿lo haces para formarte una opinión de si eres o no inteligente, o porque te sientes incapaz de aprender algo?

Y qué pasa si tu historia es: "Nunca podré dejar de masturbarme con el porno" o "Me he masturbado durante 15 años y me voy a masturbar hasta el día de mi muerte". ¿No es esa historia la que te impide vencer la adicción al porno?

Puede que quieras dejar de consumir porno y no sabes si puedes. ¿Puedes? Nosotros tampoco lo sabemos.

Y cualquiera que sea honesto contigo sobre tu adicción te dará esa respuesta precisa.

Si estás en una mala situación en este momento debido a tu adicción al porno, es posible que no seas capaz de imaginar el alcance de algo extraordinario que está sucediendo en tu vida. Lo que ahora parece totalmente fuera de tu alcance: ¿Un trabajo estable, una casa propia? Es probable que todo parezca tan fuera de lugar que no te atrevas ni siquiera a soñarlo o preguntarte sobre ello.

Pero hoy si tienes una opción. Puedes elegir asumir que algo sorprendente puede suceder en tu vida. Ahora puedes hacer cosas que harán más probable que ocurra. Si asumes que algo increíble puede suceder.

Puede que ocurra. Si asumes que nunca ocurrirá, de verdad nunca ocurrirá.

También puedes asumir que nada bueno va a ocurrir en tu vida.

Cuando haces esto y algo bueno real podría suceder en tu vida, probablemente perderás esa oportunidad de éxito.

Siempre que apostamos contra nosotros mismos resulta que teníamos razón desde el principio. Esta apuesta no está diseñada para darte esperanza. Está diseñada para que te conviertas en un jugador más inteligente en el juego de la vida.

. . .

La verdad es que todas nuestras verdades se nos dan por correspondencia: por el lenguaje y los símbolos. Son modelos del mundo. Como tales, estos modelos no son no son la realidad y como no son la realidad se pueden cambiar por algo más productivo. Esta filosofía se llama Contextualismo Funcional, la cual dice que si una creencia/pensamiento te hace funcionar mejor, eso determina si es o no verdadera.

Una historia que te apoya es funcionalmente verdadera. La historia que te distrae de vivir una vida basada en valores es funcionalmente falsa.

Si sigues lo que tu historia te dice que hagas aquí, ¿qué es probable que ocurra y cómo te sentirás con ese resultado si ocurre como dice tu historia? ¿Es éste el tipo de resultado vital que esperabas obtener?

¿Qué historia te está contando tu mente ahora mismo?

La mente humana es como el mayor contador de historias del mundo. Nunca se calla. Siempre tiene una historia que contar y, sobre todo, quiere que la escuchemos. Quiere que le prestemos toda nuestra atención, y dirá cualquier cosa para conseguirla, incluso si es dolorosa, desagradable o aterradora. Y algunas de las historias que nos cuenta son ciertas. A estas historias las llamamos hechos. Pero la mayoría de las historias que nos cuenta no pueden llamarse hechos. Son más bien opiniones, creencias, ideas, actitudes, suposiciones, juicios, predicciones, etc.

Son historias sobre cómo vemos el mundo, lo que queremos hacer, lo que pensamos que está bien y mal o es justo e injusto, etc.

Una de las cosas que queremos hacer aquí es aprender a reconocer cuándo una historia es útil y cuándo no. Así que, si estás dispuesto a hacer un ejercicio, me gustaría que cerraras los ojos y no dijeras nada durante unos treinta segundos: sólo escucha la historia que tu mente te está contando ahora mismo.

Ahora, después de uno o dos minutos escribe la historia que te ha contado tu mente.

1. Ponle nombre a tus historias.
Identifica las historias favoritas de tu mente y ponles nombre, como la historia de historia de "¡perdedor!", o la

historia de "¡mi vida es horrible!", o la historia de "¡no puedo hacerlo!". A menudo habrá varias variaciones sobre un tema. Escribe tu experiencia.

2. Agradece a tu mente

Esta es una técnica de defusión simple y efectiva. Cuando tu mente empiece a inventar las mismas historias de siempre, simplemente da las gracias. Puede decirse a sí mismo (en silencio) cosas como: "¡Gracias, mente!

Qué información tan buena!" o "¡Gracias por compartir!" o "¿Es cierto? Qué fascinante!" o simplemente, "¡Gracias, Mente".

Cuando des las gracias a tu mente, no lo hagas de forma sarcástica o agresiva. Hazlo con calidez y humor y con una apreciación genuina de la increíble capacidad de capacidad de contar historias de tu mente. (También puedes combinar esta técnica nombrando la historia como: "Ah, sí, la historia de 'soy un fracaso'. Muchas gracias, Mente!")

Explicación de la Defusión Cognitiva

. . .

Como has aprendido, la Defusión Cognitiva es una de las habilidades de mindfulness que entrena la Terapia de Aceptación y Compromiso.

La Defusión Cognitiva es esencialmente creer en nuestros pensamientos, evaluaciones y creencias. La fusión es más probable que ocurra en los siguientes dominios cognitivos: juicios, reglas, razones, futuro pasado y yo.

Un ejemplo sencillo de defusión cognitiva:
Digamos que tienes el pensamiento "Tener citas da miedo, las personas con las que salga pensaran que soy un tonto". Puedes ver cómo la fusión con este pensamiento puede resultar en no salir con nadie. Mientras que no salir y conocer mujeres u hombres te permitirá evitar la ansiedad en el corto plazo, en el largo plazo te hará sentirte solo, más ansioso y más propenso a usar el porno para satisfacer tus necesidades sexuales.

¿Y si en lugar de creer en el pensamiento "Tener citas da miedo, las personas con las que salga pensaran que soy un tonto", simplemente lo vieras como si vieras la televisión o un salvapantallas en un ordenador?

. . .

Elijamos ahora un ejemplo más directo. Tomemos el pensamiento "tengo que usar porno para relajarme".

¿Qué crees que pasaría si en lugar de creer en este pensamiento, simplemente lo vieras como palabras que pueden o no ser ciertas? Si te creyeras pensamientos como:

- "Tengo que consumir porno ahora mismo",
- "Necesito consumir porno",
- "Deseo tanto el porno",
- "No puedo vivir sin el porno. Necesito consumirlo",
- "No puedo soportar más esto, sólo quiero un poco de liberación"

Te hace consumir porno, simplemente observando estos pensamientos te dan espacio para hacer una elección diferente más alineada con tus valores.

Como la fusión es algo que hacemos automáticamente, nos resulta muy difícil entender la defusión sin tener una experiencia directa de ella. En un momento te daré una meditación específicamente diseñada para darte una experiencia directa de la Defusión Cognitiva.

. . .

En la defusión cognitiva se crean los juicios. El lenguaje en sí mismo puede provocar conflictos interpersonales, y comprender cómo ocurre esto es la clave para aprender a limitar el sufrimiento autoinfligido. Esto es especialmente cuando evaluamos a las personas, los momentos, los lugares y a nosotros mismos. Para que el lenguaje funcione tiene que haber coherencia, de lo contrario no podríamos comunicarnos entre nosotros. Además, la etiqueta/descripción acordada para una cosa no puede cambiar hasta que la propia cosa cambie por completo.

Las manos como pensamientos

Este ejercicio pretende explicarte el concepto de Defusión Cognitiva. No es necesario hacer este ejercicio repetidamente. Su propósito es sólo ilustrar un punto. Toma asiento e imagina por un momento que tus manos son tus pensamientos y apoyándolas en tu regazo, con las palmas hacia arriba y abiertas. Sube gradualmente las manos hacia tu cara hasta que te cubran los ojos.

Ahora tómate unos segundos para mirar el mundo que te rodea a través de los huecos entre los dedos. Fíjate en cómo esto interfiere en tu visión.

. . .

Me gustaría que ahora te tomaras un momento para pensar: ¿Cómo sería realizar las actividades cotidianas con las manos cubriendo tus ojos de esta manera?

Tómate un rato para pensar en esto.

¿En qué medida te limitaría? Tómate un tiempo para pensarlo. ¿Podrías interactuar eficazmente con las personas que te rodean de esta manera?

¿Serías capaz de seguir con el trabajo o los asuntos familiares así?

Esto es como la fusión: Enfocamos tanta energía y atención en nuestros pensamientos que nos desconectamos de muchos aspectos de nuestra experiencia aquí y ahora.

Nuestros pensamientos tienen un impacto tan significativo sobre lo que hacemos, que nuestra capacidad de actuar eficazmente en el momento presente se reduce sustancialmente.

. . .

Ahora empieza a bajar las manos de la cara muy lentamente. Haz una pausa.

A medida que tus manos vuelven a caer lentamente sobre tu regazo, nota cómo es más fácil conectar con su entorno. Vuelve a hacer una pausa.

Esto es como la defusión. Como tus manos, tus pensamientos no desaparecen, pero distanciarlos de ti te permite comprometerte más con tu vida, permitiéndote elegir actuar de forma alineada con tus valores en lugar de de ceder a tus impulsos. Este es el final de este ejercicio.

Practiquemos la defusión cognitiva

Nuestra mente no es nuestra amiga cuando intentamos dejar la adicción al porno o algunas otras. Hay una parte de nuestra mente que intenta activamente hacernos volver a la pornografía. Yo personalmente he tenido mucha experiencia con esto. Cada vez que me desintoxicaba, mi mente empezaba a hablarme y me decía cosas como "oh, no hay nada malo en mirar fotos" "El porno no te hará daño". Sólo permítete usarlo durante "un rato" o "Estás muy estresado.

. . .

Necesitas relajarte usando porno", entonces inevitablemente volvía a usar el porno, y sólo después de haber eyaculado en mis manos me daba cuenta de lo que había hecho.

Las mentes también alimentan nuestra adicción de otra manera. La mayoría de los adictos al porno descubren que su adicción al porno está alimentada por las autoevaluaciones y los juicios negativos. Estos actúan como desencadenantes principales para la mayoría de las personas. Nuestras mentes no sólo intentan persuadirnos muy a menudo a ver porno, sino que también nos vuelven a desencadenar con autoevaluaciones negativas como "soy un perdedor" o "soy un fracaso".

Practicaremos un poco más la Defusión Cognitiva que te ayudará a lidiar con la coacción de tu yo adicto para ver porno.

Primero quiero que entiendas que es normal que tu mente te cause problemas. De hecho, muchos psicólogos están de acuerdo en que esto es lo que las mentes fueron diseñadas para hacer. Las mentes han evolucionado hace millones de años.

Han evolucionado para sobrevivir. En la Edad de Piedra, tu mente tenía que buscar constantemente el peligro, anticiparse a cualquier cosa que pudiera perjudicarte de alguna manera: "¿Podría haber un lobo en estos arbustos?". En la Edad de Piedra, si no estabas atento, morías, y no propagabas tus genes, y como tal, sólo los cavernícolas que han convertido sus mentes en una máquina de "no dejarse matar" han sobrevivido y han dado forma a cómo son nuestras mentes ahora.

Nunca han evolucionado para ayudarte a alcanzar el éxito o para ayudarte a llevar una vida más feliz y satisfactoria. Las mentes han evolucionado para ser críticas, negativas y críticas, porque cuando tienes miedo de todo y lo odias todo, lo más probable es que sobrevivas en el desierto.

No fue una vida agradable o exitosa, pero viviste, y eso es todo por lo que la evolución realmente se preocupó.

Es por eso que tu mente siempre señala todo lo que podría salir mal. "Vas a recaer", "No tiene sentido esto", "sólo vas a fracasar de nuevo". Así es como las mentes fueron diseñadas para funcionar.

En cierto modo, la mente es como una máquina que fabrica un flujo interminable de palabras. Una radio de la fatalidad que le gusta emitir mucha pesadumbre sobre el pasado, y mucha pesadumbre sobre el futuro, y mucha insatisfacción con el presente.

También es un niño mimado. Exige todo tipo de cosas y tiene una rabieta si no se sale con la suya. También es una máquina de dar razones: produce una lista interminable de razones por las que no puedes o no debes cambiar.

Así es como se crearon las mentes. Fueron creadas para la pura supervivencia. No para el éxito, la felicidad, la realización o el logro. La mayoría de las personas son esclavas de estas mentes porque no se dan cuenta de que hay otro camino.

Por eso en esta lección aprenderemos a convertir tu mente de en lo que se supone que debe ser, una herramienta que puedes usar para mejorar tu vida. Lo lograremos entrenando una de las habilidades más poderosas: La Defusión Cognitiva.

Permítanme explicarles mejor lo que quiero decir con Defusión Cognitiva. La Defusión Cognitiva es difícil de entender para muchas personas. Por eso quiero iluminar más la explicación que te di en la lección anterior.

. . .

Puedes tener dos posturas hacia el contenido de tu mente: O estás fusionado con él o estás desactivado de él. La fusión significa que te dejas atrapar por tus pensamientos y permites que controlen tu comportamiento. En la fusión tratas tus pensamientos como si fueras tú.

En la defusión, estás separado y distanciado de tus pensamientos, los dejas ir y venir en lugar de estar atrapado en ellos. La defusión significa mirar a los pensamientos en vez de desde los pensamientos; notar los pensamientos en vez de estar atrapado en ellos; y dejar que vayan y vengan en lugar de aferrarse a ellos.

En la defusión, ves la verdadera naturaleza de los pensamientos. Que no son más que palabras, imágenes y sensaciones, y una vez que veas su verdadera naturaleza, su poder sobre ti disminuirá.

Veamos las diferentes formas en que se manifiesta la fusión:

- Flashbacks
- Rumiando
- Preocupación
- Tratando de 'resolver las cosas'
- Tratando de "entender mis problemas".

- Tratar de "entender cómo soy así".
- Tratar de "descubrir por qué soy así".

Tenemos muchas técnicas diferentes para facilitar la defusión. Algunas de ellas pueden parecer un poco artificiosas al principio, pero piensa en ellas como en las ruedas de entrenamiento de una bicicleta: una vez que sabes montar en ella, ya no las necesitas. Así que prueba cada técnica a medida que la vayamos conociendo y comprueba cuál es la que mejor te funciona.

Recuerda que, al utilizar las técnicas, el objetivo de la defusión no es deshacerse de un pensamiento, sino simplemente verlo como lo que es -una simple cadena de palabras- y dejarlo estar sin luchar contra él.

Por favor, haz este ejercicio y escribe sobre tu experiencia con él.

Pensamientos musicales:

Trae a la mente un autojuicio negativo que te moleste habitualmente cuando surge. Por ejemplo, "Soy un idiota". Ahora retén ese pensamiento en tu mente y creelo realmente tanto como puedas durante unos diez segundos. Observa cómo te afecta.

Ahora imagina que tomas ese mismo pensamiento y te lo cantas a ti mismo con la melodía de "Happy Birthday". Cántalo en silencio dentro de tu cabeza. Observa lo que ocurre. Ahora vuelve al pensamiento en su forma original. Una vez más, retenlo en tu mente y créelo tanto como puedas, durante unos diez segundos. Observa cómo te afecta.

La técnica del cumpleaños feliz:
Pon tu autojuicio negativo en una frase corta, en la forma "soy x" y fúndete con ella durante diez segundos. Ahora, dentro de tu cabeza canta en silencio el pensamiento con la melodía "Cumpleaños feliz".

Ahora, dentro de tu cabeza, escúchalo con la voz de un personaje de dibujos animados, un actor o un comentarista deportivo de tu preferencia. ¿Qué ocurrió en ese momento? ¿Notaste una sensación de separación o distancia del pensamiento? Si no es así, repite el ejercicio con un pensamiento diferente. Las variaciones del tema incluyen cantar los pensamientos en voz alta, decirlos en voz alta con una voz tonta, o decirlos en un movimiento lento exagerado.

La pantalla de televisión:
Piensa en una imagen desagradable y observa cómo te afecta. Ahora imagina que hay un pequeño televisor frente a ti. Coloque su imagen en la pantalla de televisión. Juega con los ajustes de la imagen:

- Dale la vuelta.
- Ponla de lado.
- Gírala.
- Reprodúcela a cámara lenta.
- Reprodúcela hacia atrás.
- Reprodúcelo hacia delante a doble velocidad.
- Baja el color para que sea todo blanco y negro.
- La idea no es deshacerse de esta imagen, sino verla como lo que es: una imagen inofensiva. Nada más.

Es posible que tengas que hacerlo durante uno o dos minutos hasta que realmente lo desactives.

Si tienes problemas para calmarte de la imagen desagradable, puedes imprimir sobre ella con una frase graciosa que hayas escuchado de un programa o personaje, o intenta expresarla en tu mente con una voz divertida.

Si te sigue molestando la imagen, puedes intentar añadirle una banda sonora de tu elección. Prueba varios tipos de música, incluyendo los géneros que te gustan y los que no. que no te gustan.

Si la imagen le sigue molestando, intente imaginarla en diferentes lugares. Quédate con cada escenario durante unos veinte segundos antes de cambiar a uno nuevo. Por ejemplo, visualiza tu imagen impresa en una gorra de béisbol.

Intenta visualizarlo como cualquier otra cosa que se te ocurra. Utilice su imaginación con esto. El cielo es el límite.

La técnica de las voces tontas:
Mientras que la técnica de la pantalla de televisión es muy visual, esta técnica de defusión es altamente auditiva. Algunas personas son más visuales, mientras que otras son más auditivas. Te sugiero que pruebes ambas técnicas y veas cuál prefieres. Por supuesto, nada te impide utilizar ambas.

. . .

Encuentra un pensamiento que te moleste y concéntrate en él durante unos diez segundos, creyendo en él lo máximo posible. Observa cómo te afecta.

Ahora escoge un personaje de dibujos animados con voz humorística, el que tu prefieras.

Ahora trae a tu mente ese pensamiento perturbador pero escúchelo en la voz del personaje de dibujos animados, como si ese personaje estuviera diciendo tus pensamientos en voz alta.

Ahora recupera el pensamiento negativo en su forma original y de nuevo trata de creer en él tanto como sea posible. Fíjate en lo que ocurre.

Ahora elige un personaje de dibujos animados diferente con una voz divertida. Gollum es una buena elección.

También lo es Yoda. Una vez más toma ese pensamiento negativo y escúchalo en esa voz de ese personaje.

. . .

Después de repetir esto unas cuantas veces, verás que no te tomas el pensamiento negativo tan seriamente. Incluso es posible que te rías de él.

Fíjate que no cambiaste el pensamiento ni lo argumentaste. Simplemente lo has visto como lo que es: un trozo de lenguaje. Al tomar ese segmento de lenguaje y escucharlo con una voz divertida, te das cuenta de su verdadera naturaleza. Te das cuenta de que no es más que una cadena de palabras, y por eso te desactivas de ella y el pensamiento pierde su impacto. Intenta practicar esta técnica cada vez que experimentes un pensamiento particularmente molesto del que no puedes deshacerte.

12

Cómo practicar la atención plena incluso cuando te cuesta concentrarte por culpa del porno

Ahora quiero que discutamos otro componente de la atención plena, la conciencia del momento presente. La mayoría de los programas populares de meditación y atención plena equiparan esencialmente la atención plena con la conciencia del momento presente, y por ello voy a iluminar algunas de las definiciones más comunes de la atención plena.

La mayoría de las definiciones de mindfulness hacen hincapié en la conciencia del momento presente. Podría ser útil que las aprendas para que sepas exactamente qué habilidad estás entrenando cuando practiques tu meditación diaria con la meditación de la respiración, el escaneo del cuerpo, y otras meditaciones.

Uno de los autores más populares conocido por estudiar mindfulness o la atención plena, la define como prestar atención de una manera particular: a propósito, en el momento presente y sin juzgar.

También se puede definir como una conciencia que surge al atender intencionadamente de forma abierta, aceptando y discerniendo lo que surge en el momento presente.

Conocemos las cosas sabiendo lo que no son: entendiendo mindlessness para entender mindfulness

La falta de atención (mindlessness) se produce cuando la atención y la conciencia se dispersan debido a la preocupación por los recuerdos del pasado o los planes y preocupaciones del futuro. Esto, a su vez, conduce a una conciencia y atención limitadas a las experiencias en el momento presente. Por lo tanto, siempre que escapes de la conciencia del momento presente hacia tus pensamientos del pasado o del futuro, estarás siendo *mindless* y no *mindful*.

Durante la mayor parte de mi vida traté de no tener sentido. Puedo mencionar honestamente en este punto que durante la mayor parte de mi vida hice activamente todo lo que pude para ser descerebrado. Estar en el momento presente me obligaba a afrontar mis emociones negativas y mis problemas de la vida real.

En muchos sentidos, hice activamente todo lo que pude para no pensar. Probé el porno, me involucré en el misticismo de la nueva era para escapar de mis emociones negativas, y pasé la mayor parte de mi tiempo practicando cualquier otra forma de escapismo que pudiera conseguir: videojuegos, juegos, películas, etc.

Todo para escapar de mis experiencias emocionales negativas.

En ACT (Terapia de Aceptación y Compromiso), este obstáculo para ser consciente se llama Evitación Experiencial, y es algo con lo que casi todo el mundo tiene problemas.

Ser capaz de estar con tus emociones negativas es una habilidad que uno tiene que desarrollar primero para estar en el presente, es por esto que he enfatizado la Defusión Cognitiva y la aceptación antes de abordar el tema de la conciencia del momento presente.

· · ·

Recuerdo las veces que intenté forzarme a estar presente, sin ser presente con mis emociones negativas. El resultado era siempre el mismo. Intenté observar mi respiración y hacer la mayoría de las meditaciones que suelen dar la mayoría de los profesores de meditación, pero tarde o temprano empezaba a estar en guerra conmigo mismo. Luchaba contra mis emociones y la experiencia del momento presente.

La atención plena no es religiosa ni espiritual, es psicológica

Mindfulness es una habilidad psicológica que no está alineada con ninguna religión. Practicar mindfulness no te convierte en budista, hindú, cristiano, musulmán o religioso de ninguna manera. Si no quieres serlo, ni siquiera tienes que ser espiritual.

Aunque la práctica de la atención plena mediante la práctica regular de la meditación te convertirá en un mejor budista, cristiano, hindú o musulmán si lo haces persistentemente todos los días.

. . .

Aunque la relajación ayuda a ser consciente. La relajación no es el objetivo de serlo. La atención plena no es la relajación. La relajación no es mindfulness.

Habrás notado que a menudo incluimos una relajación progresiva antes de ciertas técnicas de meditación. Lo hacemos porque nos parece que estar relajado facilita la atención plena. Pero queremos destacar que la relajación no es el objetivo del mindfulness. El objetivo de la atención plena es permitirte estar presente con tu experiencia, sin importar si es agradable o desagradable. Sólo que es más fácil entrenar esa habilidad cuando estás relajado. Por eso tenemos una relajación progresiva al principio de muchas de nuestras meditaciones.

La meditación es en general difícil para muchas personas.

Es especialmente difícil para nosotros, los adictos al porno, ya que una vez que progresamos a un fetiche más duro cada vez que nos masturbamos con el porno, llenamos nuestro subconsciente con imágenes perturbadoras que hacen que nuestra mente sea mucho más propensa a resistir el momento presente.

. . .

Para explicar realmente este efecto que tiene el porno en nuestra capacidad de estar presente, quiero referirme a las antiguas explicaciones energéticas de nuestros cuerpos.

En la antigüedad, la gente explicaba su psique utilizando metáforas. La metáfora más popular para la psique era el sistema de energía compuesto por chakras, meridianos y otros componentes esotéricos.

Los practicantes de la medicina china y del Ayurveda han planteado la hipótesis de que el uso regular de porno perturba este sistema energético, dificultando que nuestra mente se concentre y se estabilice en la meditación.

Una explicación alternativa proviene del campo de la psicoterapia psicodinámica, concretamente de la psicoterapia basada en el cuerpo. Se postuló la existencia de una energía sexual en nuestro cuerpo, llamada "orgón", que se ve directamente perturbada por el consumo de porno. Años después varios psicoterapeutas también postularon un tipo de energía similar que llamaron "bioenergética".

La diferencia entre las energías postuladas por los antiguos místicos y las energías en la psicoterapia psicodinámica practicada en el siglo XXI es que los psicoterapeutas modernos tratan estas energías más como una metáfora de experiencia subjetiva de los cambios fisiológicos en nuestros cuerpos y cerebros que ocurren como resultado de un trauma y del uso extensivo de la pornografía.

En concreto, lo han relacionado con la creación de tensiones musculares crónicas en nuestro cuerpo que, esencialmente, almacenan nuestros traumas pasados. Se refieren a esto como "blindaje del cuerpo".

Cómo te perjudica el porno según la teoría bioenergética

Como ya sabes, la adicción al porno progresa de tal manera que nos masturbamos con cosas cada vez más duras o por llamarla de otra manera más fuertes.

Primero empecé a masturbarme con porno suave y luego progresé hacia el porno de tortura. Cada vez que me dirigía a darle clic a porno más depravado, esto dejó una marca muy profunda en mi psique, haciendo más difícil para mí meditar o incluso concentrarme en las tareas diarias básicas. Sé que muchos de ustedes pueden experimentar una dificultad similar con la meditación. Por eso quiero presentar una meditación que se ha practicado durante miles de años, diseñada específicamente para personas cuya psique ha sido contaminada por traumas, pornografía u otras confusiones mentales.

Si no estás de acuerdo con la explicación esotérica o psicodinámica, no te preocupes, esta meditación te seguirá siendo útil.

Hay una explicación alternativa muy sencilla de por qué esta meditación ayuda a las personas a entrenar las habilidades de atención plena incluso cuando les resulta difícil aprender meditaciones en las que uno tiene que permanecer sentado como la meditación del escaneo del cuerpo o la meditación de la respiración. Esta meditación es simplemente mucho más estimulante que la meditación regular, y para las personas que tienen problemas o simplemente no están acostumbrados a estar sentados durante largos periodos de tiempo, les resultará más fácil hacer esta meditación.

Ejercicio: Voluntad con un avatar

La alternativa a tratar de controlar, cambiar, arreglar, magnificar o minimizar un pensamiento o sentimiento es la voluntad. La voluntad puede describirse de varias maneras: como permitir que nuestros pensamientos y sentimientos sean como son, independientemente de si son agradables o dolorosos; como abrirse y dar cabida a nuestros pensamientos y sentimientos; como dejar de luchar contra ellos; como dejar que vayan y vengan de forma natural; o simplemente como estar presente en el ahora.

Esto puede ser un poco abstracto, así que me gustaría pedirte que hagas un ejercicio que lo haga más concreto. Una forma útil de hacerse una idea de cómo es la voluntad es representar tu pensamiento o sentimiento en un objeto y actuar voluntariamente con ese objeto. Suena un poco raro, pero puede ser muy útil. Esto es lo que te voy a pedir que hagas: Me gustaría que escogieras un objeto que represente un sentimiento o pensamiento difícil que tengas. Puede ser una pelota, una piedra, un peluche, una ficha, cualquier cosa que tengas a la mano. (Un pequeño peluche puede ser útil porque es difícil luchar o reprimir algo que es lindo).

Durante la próxima semana, trata este objeto y el pensamiento o sentimiento como si fuera algo bienvenido que no tiene que desaparecer. Aquí tienes algunas formas de hacerlo: Puedes llevarlo contigo y tenerlo cerca cuando estés trabajando, estudiando, comiendo, dedicándote a tus aficiones y en cualquier lugar que vayas. Puede estar en tu bolso, en una mesa a tu lado o en tu mano. Ocasionalmente, interactúa con él de forma acogedora y cariñosa. Por ejemplo, sostenlo suavemente como si fuera algo precioso, o mantenlo a tu lado mientras trabajas en la computadora, como si fuera tu compañero. Si es un peluche, acarícialo.

A lo largo de la semana, observa con atención cualquier impulso de tranquilizar, arreglar o cambiar tu objeto. De vez en cuando, tenlo en la mano y nota que es distinto de ti y no es todo lo que tú eres, al igual que tu sentimiento o pensamiento difícil. Date cuenta de que tu conciencia va y viene, al igual que tu sentimiento o pensamiento. Observa que puedes dejar que esté ahí, o que puedes concentrarte en él muy intensamente, igual que en tu sentimiento o pensamiento.

Tratalo como a un invitado. Incluso puedes decir algo como "Pasa, tristeza, y toma asiento". Recuerda que no es necesario que te guste para acogerla.

Dondequiera que la tengas, dale espacio para estar. Ten en cuenta que estar presente no está orientado a un objetivo ni pretende conseguir un resultado. Es simplemente estar con lo que aparezca en el momento. No hay nada de fantasía en esto. Todo lo que estamos haciendo es intentar practicar la interacción con los pensamientos y los sentimientos de una manera diferente. Fíjate en que no estamos tratando de cambiar tus pensamientos y sentimientos; más bien, estamos tratando de cambiar tu relación con tus pensamientos y sentimientos.

Estamos construyendo una habilidad que te permitirá experimentar un sentimiento en el momento y también hacer lo que es importante para ti al mismo tiempo.

Meditación catártica: Meditación para personas a las que les cuesta meditar

La meditación catártica se basa en la práctica realizada por místicos como los sufíes druidas, derviches giradores y chamanes tribales durante décadas. Una versión de esta meditación ha sido popularizada por el popular místico espiritual Osho: un maestro espiritual oriental que ha trabajado con occidentales. Se ha dado cuenta de que algunos de sus discípulos han realizado una forma de esta meditación de forma espontánea.

Luego la modificó y la vendió con el nombre de "meditación dinámica".

. . .

La diferencia entre la meditación catártica y la meditación dinámica es que la meditación dinámica incluye algunos pasos innecesarios, como la congelación en el lugar mientras se está de pie, que la hacen menos agradable y más difícil de practicar de forma regular. He hecho esta meditación mucho más agradable y la he ajustado para su práctica diaria.

La ventaja adicional de esta meditación catártica es que también es un buen ejercicio cardiovascular. Como aprenderás en una lección más adelante, se ha demostrado que el ejercicio físico es útil para elevar todos los impulsos adictivos, y hacer esta meditación durante 20 minutos es esencialmente un equivalente a correr durante 20 minutos en una elíptica.

¿Cómo hacer la meditación catártica?

Etapa #1 (diez minutos): Empieza por ponerte de pie con los ojos cerrados y respira profundo y rápido por la nariz de forma continua. Si sólo eres capaz de respirar profundamente durante cinco minutos, reduce la duración de la primera etapa. Recuerda que estás haciendo este método para ayudar a su meditación, no para no lesionarte físicamente. Deja que tu cuerpo se mueva libremente mientras respiras.

. . .

Puedes saltar, balancearte o realizar cualquier movimiento físico que te ayude a bombear más oxígeno a los pulmones.

Etapa #2 (veinte minutos): La segunda etapa es una celebración de la catarsis y la danza salvaje y espontánea. Déjate llevar totalmente y actúa como un humano antiguo bailando en una celebración tribal. Se recomienda una música de fondo enérgica y no verbal. Especialmente la música de tambores tribales africanos funciona muy bien. Puedes rodar por el suelo y hacer extraños movimientos corporales espontáneos. Deja que tu cuerpo se mueva dentro de los límites, siempre que no te hagas daño a ti mismo o a los demás. Se anima a que te pongas a gritar. Debes exteriorizar la rabia que puedas tener de forma segura, como por ejemplo golpeando la tierra con las manos. Todas las emociones reprimidas de tu subconsciente deben ser liberadas. Si en algún momento de la segunda etapa sientes que tu nivel de energía empieza a decaer, puedes retomar la respiración profunda y rápida para darte un empujón.

Etapa #3 (diez minutos): Esta etapa es de completa tranquilidad y relajación.

Túmbate de espaldas, ponte cómodo y déjate llevar.

Observa lo que ocurre en tu cuerpo y en tu entorno. Lo ideal es que practiques el ejercicio de atención plena de conciencia abierta en esta etapa. Pero cualquier ejercicio de mindfulness servirá. Desde la perspectiva energética, practicar regularmente la meditación catártica ayudará a liberar los bloqueos energéticos causados por el porno. Desde una perspectiva psicodinámica, ayudará a liberar los traumas almacenados en el cuerpo. Y desde una perspectiva cognitivo-conductual más escéptica, esta meditación es simplemente mucho más fácil de enfocar y te permitirá practicar el estar presente incluso si encuentras que observar tu respiración es demasiado difícil en este momento.

Cómo iniciar una práctica de Mindfulness

Sé que te he dado mucho que procesar durante este módulo. Por eso quiero darte una lección muy corta esta vez. La lección de hoy trata de cómo poner en marcha una práctica de mindfulness.

Sé que la gran cantidad de ejercicios de mindfulness que he proporcionado puede parecer abrumadora. Pero en realidad es menos de lo que parece a primera vista. La mayoría de los de los ejercicios que se te ofrecen aquí están diseñados para ilustrar un punto terapéutico o para enseñarte una técnica que utilizarás cuando la necesites. Por ejemplo, la técnica de las voces tontas y las grabaciones de audio de la técnica de la pantalla de televisión le muestran técnicas que puedes utilizar cuando tengas un pensamiento del que quieras deshacerte. No están pensadas para ser practicadas regularmente.

Aquí tienes algunos consejos para crear una práctica de mindfulness:

Conviértelo en un hábito haciéndolo todos los días a la misma hora: practica a la misma hora todos los días para convertirlo en un hábito. Cuando hacemos una cosa cada vez que nos levantamos o justo antes de acostarnos, siempre nos acordaremos de hacerla. ¿Cuándo fue la última vez que te olvidaste de lavarte los dientes?

Probablemente no te haya pasado muy a menudo.

Porque se ha convertido en un hábito. Has creado ese hábito al hacerlo todos los días a la misma hora del día.

. . .

Sé amable contigo mismo: al fin y al cabo no puedes hacer mindfulness de forma errónea. Si estás practicando mindfulness, lo estás haciendo correctamente.

Recuerda que lo óptimo es que hagas mindfulness sentado con la espalda recta, pero recuerda que eso es sólo lo óptimo. Si practicas mindfulness mientras estás encorvado o tumbado, seguirá funcionando. Lo de "mantener la espalda recta" sólo está ahí para evitar que te duermas.

Recuerda que 10 minutos al día son suficientes: Incluso 5 minutos al día son suficientes.

Hacer 5-10 minutos al día es mejor que hacer una sesión de una hora a la semana. Recuerda que puedes practicar mindfulness mientras haces otras cosas: como te he enseñado en lecciones anteriores, muchas actividades diarias nos permiten practicar mindfulness.

En el transcurso del día probablemente te verás obligado a lavar los platos, limpiar o, al menos, comer.

. . .

Utiliza cualquiera de estas actividades para practicar la atención plena, y podrás practicarla sin perder ni un segundo de tu tiempo, ya que sólo estarás utilizando una actividad que tienes que hacer de todos modos.

Establece un temporizador: esto no es para todo el mundo, pero muchas personas descubren que si se dicen a sí mismas "voy a practicar mindfulness durante 10 minutos al día" y luego ponen un temporizador para 10 minutos antes de practicar mindfulness les resultará más fácil seguir y hacerlo.

Incluso puedes usarlo como ayuda para dormir: ¿recuerdas que te dije que mantener la espalda recta está hecho para evitar que te duermas? Pues es porque cuando estás tumbado hay una tendencia real a que te relajes, lo que a su vez puede hacer que te quedes dormido. Esto no ocurrirá inmediatamente, sino probablemente a los 10 minutos. Y como tal, si tienes problemas para dormir, puedes simplemente practicar hasta que te quedes dormido.

Pero recuerda: el objetivo es vivir, no meditar ni hacer terapia. Aunque la meditación puede ser placentera y útil. Al final del día es el equivalente mental del entrenamiento de fuerza: es útil y puede hacerte más fuerte, pero no quiero que toda tu vida se centre en ello. No estoy diciendo que no debas valorar el mindfulness. Pero hay una diferencia entre hacer ejercicio regularmente y ser un culturista. No necesitas ser un culturista mental para recuperarte del porno. No necesitas meditar 1 hora al día. 10 -20 minutos por día es más que suficiente. Del mismo modo, alguien con sobrepeso no necesita hacer ejercicio durante 4 horas al día para perder peso.

En última instancia, la forma de superar el porno es encontrar lo que quieres que sea tu vida y hacerlo.

Meditación de conciencia abierta

Este ejercicio se considera el más difícil y desafiante de todos los ejercicios de mindfulness de este curso. Esencialmente destila la esencia de la atención plena y te pide que la practiques en un entorno relativamente desestructurado.

Así que deja de lado las expectativas y exigencias sobre ti mismo y déjate llevar mientras haces esto. Aunque este ejercicio de mindfulness puede ser un reto, no puedes hacer esto mal. Siempre que te des cuenta de que estás distraído y vuelvas al ejercicio, sigues entrenando los músculos de la atención plena.

Ahora siéntate con la espalda recta y cierra los ojos.

. . .

Ahora concéntrese en su respiración. Durante unos segundos, practica la atención a la respiración. Ya sabes cómo practicarla, sin guía.

Simplemente observa la respiración como si nunca la hubieras visto antes, y cada vez que surja un pensamiento déjalo pasar como si fuera un coche que pasa por la calle, y permite suavemente que tu atención vuelva a la respiración.

Ahora permite que tu respiración encuentre su ritmo natural. Suelta el control y deja que tu respiración sea como es, mientras la observas con una actitud de apertura, aceptación y curiosidad.
Ahora expande tu conciencia para que seas consciente de otras partes de tu experiencia. Toma conciencia de tu cuerpo, sobretodo la posición de tu cuerpo en la silla.

Ahora expande tu conciencia de nuevo y sé consciente de tus pensamientos. Observalos. ¿Dónde aparecen?

¿Cómo se manifiestan?

. . .

Ahora expande tu atención un poco más para que seas consciente de los sonidos que te rodean. Tanto los sonidos que están fuera de ti como los que están dentro de ti.

Ahora simplemente permítete abrirte al momento presente tal y como es, y permite que todo sea como es.

Haz tu intención de estar completamente abierto al momento presente y notar lo que está sucediendo con una actitud de apertura e interés.

Ahora. Simplemente practica la conciencia. No es necesario que dirijas tu atención atención de ninguna manera. Simplemente observa lo que aparezca.

Si los pensamientos captan tu atención, observa tus pensamientos.

Si la respiración te llama la atención, observa tu respiración.

. . .

Si te llaman la atención los sentimientos, observa tus sentimientos.

Puedes observar varios aspectos de tu experiencia al mismo tiempo. Por ejemplo, puedes ser consciente de tu respiración al mismo tiempo que de las de los sentimientos de tu cuerpo.

Si en algún momento te fundes con tus pensamientos y te ves completamente envuelto por tu mente o si te distraes con cualquier otra cosa, simplemente vuelve tu atención a observar lo que surja.

Al final, en lugar de observar tu mente, te verás atrapado por ella. Tú puedes enredarte en los sentimientos o perderte en los pensamientos, lo que te hará perder tu perspectiva de observador.

Cuando te hayas dado cuenta de que esto ha sucedido, simplemente desactívate de tus pensamientos y vuelve a adoptar una perspectiva de observador, observando lo que haya sido que te ha llevado.

Lo que sea que estés observando. Simplemente permite que sea como es. No te aferres a ello, pero tampoco trates de alejarlo. Simplemente obsérvalo y permite que esté ahí.

Ya sea un pensamiento, una sensación, un sentimiento o un sonido, permite que esté ahí y obsérvalo.

Tómate un momento para darte cuenta que ahí están los sentimientos, las sensaciones, los sonidos, pensamientos y olores que estás observando, y que está el "tú" que los está observando. Date cuenta de que, como los estás observando, no puedes ser ellos.

Si en algún momento te pierdes y te desorientas, vuelve a tu respiración y síguela durante unos segundos, y luego vuelve a practicar la observación de lo que aparezca en tu conciencia del momento presente.

A muchas personas les resulta difícil permanecer como observadores. Tus pensamientos y sentimientos te distraerán de tu ser observador. Eso es normal. Cuando lo notes, simplemente vuelve a observar lo que surja en tu conciencia.

Ahora expande tu conciencia y nota todo lo que está sucediendo en tu momento presente. Fíjate en tu cuerpo, en tu respiración, en los sonidos de la habitación y nota tus sentimientos.

Abre los ojos y observa lo que puedes ver.

Amplía tu conciencia para que te des cuenta de todo lo que ocurre a tu alrededor. Entra en el momento presente plenamente.

Felicítate por haber terminado este ejercicio y por haber aprendido una técnica para entrenar los músculos de la atención plena.

13

El miedo y cómo causa tu adicción al porno

Quiero que comprendas que tú no eres tu adicción y que tus pensamientos adictivos no te definen. Quiero darte unas cuantas metáforas que ilustran este punto.

Tu verdadero yo es como el cielo

Los pensamientos y los sentimientos son como el clima. El tiempo cambia constantemente, pero por muy malo que sea, no puede dañar el cielo de ninguna manera.

La tormenta más poderosa, el huracán más turbulento, la ventisca invernal más severa. Estas cosas no pueden dañar el cielo.

No importa lo malo que sea el tiempo, el cielo

siempre tiene espacio para él, y tarde o temprano, el tiempo siempre se aclara.

Ahora bien, a veces nos olvidamos de que el cielo está ahí, pero nunca cambia de sitio. A veces no podemos ver el cielo, está tapado por las nubes. Pero si nos elevamos lo suficiente, por encima de esas nubes, incluso a través de las nubes más espesas y oscuras, de los truenos, eventualmente alcanzaremos el cielo claro, que se extiende en todas las direcciones, ilimitado y puro.

También es como un tablero de ajedrez

A medida que vayas practicando, podrás aprender a acceder a esta parte de ti: un espacio seguro dentro de ti desde el que observar y dar cabida a los pensamientos y sentimientos difíciles. Imagínate un tablero de ajedrez, en el que las piezas blancas son todos tus positivos y los negros son los negativos. Vamos de la vida tratando desesperadamente de mover las piezas blancas y eliminar las negras. Pero el problema es que hay un número infinito de piezas blancas y negras.

No importa cuántas piezas negras elimines, siempre aparecerán más. Además, las piezas negras atacarán a las blancas. Adelantas la pieza blanca: "Soy un buen padre", e inmediatamente la pieza negra ataca: "No, no lo eres".

¿Qué sobre el tiempo que le gritaste a tus hijos?" Así que podemos ir por la vida, perdiendo mucho tiempo y energía, tratando de ganar esta batalla que nunca se puede ganar y nunca termina. O podemos aprender a ser más como el tablero de ajedrez. El tablero está en íntimo contacto con todas las piezas, pero no participa en la batalla. Hay una parte de nosotros que opera como este tablero de ajedrez.

Podemos llamar a esto el yo observador. Nos permite salir de la batalla con nuestros pensamientos y sentimientos mientras les damos mucho espacio para moverse.

En cierto modo eres como un salón de clases

Tus pensamientos y sentimientos son como los de los alumnos en el salón de clases: algunos son negativos, otros positivos y otros neutros.

También hay una parte de ti que tiende a evaluar tus pensamientos y sentimientos. Al igual que el profesor, probablemente intente que los pensamientos negativos se callen e intente mantener los positivos dándoles una estrella de oro. Pero hay otra parte en esta metáfora: el aula que contiene a los alumnos y al profesor. Está en estrecho contacto con ellos, pero también separada de ellos. Es el contexto que los contiene. es el contexto que los contiene. Así que tal vez no sean los alumnos ni el profesor -los pensamientos, los sentimientos o las evaluaciones -sino el aula- el recipiente que simplemente contiene esas experiencias. Tu verdadero ser no cambia.

Esta metáfora puede ilustrar lo que quiero decir con esto: ¿No te parece que tu vida temprana fue una batalla tal que tuviste que ponerte una fuerte armadura para defenderte? Te convertiste en un caballero, constantemente en guerra y, por tanto, con la armadura puesta todo el tiempo. Te sentías tan cómodo con tu armadura que era como una extensión de tu propio cuerpo y te olvidabas de que la llevabas puesta. Y funcionaba. Evitó que te hicieran daño. Mira tu vida ahora. ¿Sigues en una batalla con la gente que te rodea? ¿Es posible que la guerra haya terminado, pero que tú sigas dando vueltas dentro de esta armadura? ¿Qué libertad de movimiento tienes? ¿Cuánto te está costando realmente la armadura?

Si bien es cierto que llevar la armadura te impide ser herido, ¿también te impide tener la sensación de ser abrazado, de ser amado? ¿Qué sentirías al quitarte una armadura que parece que ya no te sirve?

. . .

El concepto de "auto hacer" es difícil de entender en el idioma español porque no tiene una palabra que lo describa adecuadamente. Veamos cómo lo describen otras culturas: en la lengua kikongo, hablada en la República Democrática del Congo, la palabra para "pueblo" es "bantú". La forma singular de esta palabra es "muntu". Muntu, a diferencia del español "persona", se refiere no sólo a una persona viva, sino a seres que aún no han nacido, así como a los que han muerto. El Muntu es un yo trascendente que persiste, estable e inalterado, a través de la pre-vida, la vida y el más allá. Los congoleños hablan de Muntu como un "yo que existe dentro del cuerpo pero separado de él", mirando a través de los ojos y simplemente observando lo que ocurre. Este yo no se apega a los resultados porque no se ve afectado por ellos y no puede morir. Es un yo que simplemente pasa del espíritu al cuerpo y viceversa. Esto se parece mucho al concepto de ACT del yo como contexto: Un yo estable e inmutable que trasciende el contenido de los pensamientos y sentimientos, un yo que experimenta y contiene estos elementos pero que no está definido por ellos.

Ahora permítanme explicar algunas definiciones psicológicas que se ilustran en estas metáforas.

. . .

Autoconcepto: Es la historia que tienes sobre ti mismo. En este estado piensas que eres tus pensamientos, que estás fusionado con ellos.

Conciencia de sí mismo: Este es el proceso continuo de notar la experiencia, y contacto con el momento presente.

El yo como contexto: Es el espacio desde el que se percibe. Cuando has Cuando has observado tu respiración en los últimos ejercicios, ¿quién lo ha notado?

¿Quién se da cuenta ¿Quién se da cuenta de estas palabras cuando las lees? Este es el contexto de uno mismo. Pura conciencia.

El miedo

Toda patología mental proviene de F.E.A.R. (por sus siglas en inglés, teniendo el significado de miedo): un acrónimo de 4 procesos mentales que conducen a todos los problemas mentales:
- Fusión con los pensamientos (Fusion with your thoughts)

- Evaluación de la experiencia (Evaluation of experience)
- Evitación de la experiencia (Avoidance of your experience)
- Razonamiento de tu comportamiento (Reason-giving for your behavior)

La alternativa saludable es el A.C.T(en español significa actuar):

- Aceptar tus reacciones y estar presente (Accept your reactions and be present)
- Elegir una dirección valiosa (Choose a valued direction)
- Pasar a la acción (Take action)

Pasemos ahora a revisar rápidamente cada uno de los aspectos de F.E.A.R:

Fusión con tus pensamientos

Como has leído en la lección anterior sobre la defusión cognitiva, cuando te fusionas con tus pensamientos eres esclavo de tu programación y hábitos pasados como tu adicción al porno. La fusión con tus pensamientos es la causa de tu depresión, ansiedad y cualquier otro tipo de pensamiento negativo e improductivo.

Evaluación de la experiencia

La memoria de trabajo humana está limitada a unos 7 trozos de información por momento.

Cuando juzgamos y evaluamos nuestra experiencia, utilizamos una gran parte de nuestra capacidad cerebral para algo que es completamente improductivo.

Además, si recuerdas la lección sobre la evitación de la experiencia, la evaluación de nuestra experiencia convierte el dolor limpio en dolor sucio. La evaluación de la experiencia es la razón por la que las cebras no tienen úlceras por estrés aunque tengan que luchar por su vida todo el tiempo. No lo juzgan como algo malo y no rumian al "terrible león que los persigue", sino que simplemente aceptan lo que está sucediendo en el momento, lo dejan y se dan cuenta de que lo que hay en el momento es lo que hay. La única forma de cambiar para ser mejor es aceptar el presente y actuar.

Evitación de la experiencia

. . .

Debido a que los humanos juzgan una experiencia como mala o incorrecta, llegan a la conclusión de que deben evitar ciertas experiencias.

Como has leído en lecciones anteriores la evitación de la experiencia ha sido encontrada como la causa raíz detrás de cada adicción, como la adicción a la pornografía, al sexo y otros problemas de comportamiento como la procrastinación. También exacerba patologías aparentemente no relacionadas como la depresión, la ansiedad y esencialmente todo lo demás. Una persona con ansiedad se vuelve disfuncional sobre todo porque trata de evitar su ansiedad. Limitan muy severamente su capacidad de actuar en el mundo evitando todas las situaciones que causan su ansiedad. Del mismo modo, una persona con depresión trata de evitar su depresión viendo la televisión, bebiendo, usando porno y otras actividades improductivas.

Razonamiento de tu comportamiento

Tu mente siempre te dará razones por las que deberías consumir porno, y también te dará razones por las que no deberías consumir porno. De lo que se trata es de tomar la decisión de usar o no el porno. Una elección es cuando actúas sin razones. La mente no está involucrada en las elecciones. Las decisiones son tomadas por tu mente cuando tienes razones para hacer lo que haces.

Así como se te ocurrieron razones a favor y en contra del uso de la pornografía, tienes que dejar de lado tu mente y simplemente tomar una decisión de consumir o no la pornografía. Las razones no te ayudarán aquí.

Ahora vamos a diseccionar la alternativa psicológicamente saludable:

Aceptar tus reacciones y estar presente

Esta es la habilidad que hemos tratado de enseñarte a largo del libro. Todo lo que ocurre en el momento sucede, no hay mucho que puedas hacer al respecto. Y como tal, la reacción más productiva hacia cualquier cosa que ocurra en tu experiencia del momento presente es aceptar tu reacción automática a ella (ser consciente de ella) y estar presente.

Esto te permitirá recuperar el control de tu programación y de tus pensamientos y hábitos negativos automáticos.

. . .

Elegir una dirección valiosa

Este segundo paso habla de la libertad de actuar de cualquier manera que quieras y sólo es valiosa cuando sabes qué hacer con ella. La aceptación y la atención plena sin una dirección vital valiosa conducen a la pasividad. Tener una dirección valorada es lo que distingue a alguien que practica ACT que proviene de un hippie o uno que no hace nada más que meditar todo el día.

En las subculturas espirituales, hay muchas personas que no hacen otra cosa que aceptar la vida tal como es.

La mayoría de las veces no consiguen nada sustancial en el mundo exterior. En lugar de convertirte en un observador de ombligo, quiero que tengas éxito en la vida en tus propios términos. Para lograrlo, necesitas una clara dirección de valor. Además, una dirección clara y valorada te alejará de todas las actividades improductivas actividades improductivas como el uso de la pornografía. Cuando llenas tu tiempo con algo que valoras, no tienes tiempo para cosas improductivas e insatisfactorias como la adicción al porno.

Tomar Acción

. . .

En la vida real, tu interior es tan bueno como lo que te hace hacer. Una vez que has elegido tus valores y has aprendido a ser consciente de tu paisaje interno y a recuperar el control del comportamiento de tu mente, no hay nada que te impida que actúes de forma productiva todos los días. Esto es lo que finalmente te transformará en una persona por la que la gente se sentirá naturalmente atraída. Esto es lo que hará que tengas éxito en la vida. Acción. Nada más que la acción. Llegados a este punto, quiero hacerte un breve resumen teórico de todas las meditaciones de mindfulness, para que sepas que las diferentes meditaciones, como observar la respiración, y observar los sonidos enseñan esencialmente lo mismo.

Casi todos los ejercicios de mindfulness se componen de

- Notar tu experiencia tal y como es en el momento
- Desafío cognitivo (a veces está implícito)
- Aceptación de tu experiencia

Así que esencialmente si quieres vencer la adicción al porno y todas las demás patologías todo lo que necesitas es pasar del MIEDO a la ACCIÓN. Nada más.

. . .

Nada menos. Y para hacer esto sólo tienes que practicar las meditaciones que has practicado hasta ahora en este libro. Sólo tienes que programar un momento del día en el que vas a escuchar una de ellas. Y sólo escucha una meditación cada día.

14

Cómo pasar de una vida impulsada por el porno a una vida dirigida por el propósito

Permítanme ahora darles la definición oficial de valores en la Terapia de Aceptación y Compromiso.

Los valores son los deseos más profundos de nuestro corazón sobre la forma en que queremos interactuar con el mundo, con otras personas y con nosotros mismos. Son lo que queremos representar en la vida, cómo queremos comportarnos, qué tipo de persona queremos ser, qué tipo de fortalezas y cualidades queremos desarrollar.

Sé que la jerga técnica puede resultar confusa, pero permítanme diseccionar esta definición para que todo el mundo pueda entenderla:
Ahora vamos a diseccionar esta definición:
Los valores se eligen libremente. Tus valores son

tuyos. No son los valores de la sociedad o de tus padres. No te vamos a decir lo que debes valorar y te sugerimos que tampoco permitas que nadie te lo diga. En algún momento de mi vida permití que las "autoridades" me dijeran lo que debía valorar o no, y eso fue una de las peores decisiones de mi vida.

Tú eres quien tiene que elegir sus propios valores en la vida.

Pero al mismo tiempo, el hecho de que seas tú quien elija tus valores no significa que siempre serás un ejemplo perfecto de ellos. Puede que elijas que valoras mucho la relación con tus hijos. ¿Significa esto que siempre serás el padre perfecto? Habrá momentos en los que harás cosas que son incompatibles con tu idea de lo que significa ser un buen padre. Tu elección de hacer de esta área de tu vida una prioridad es lo que constituye tus valores.

Los valores describen la forma en que entiendes tu lugar en el mundo
Cuando hablamos de valores, nos referimos a las formas en que has decidido relacionarte con el papel que vas a desempeñar en el mundo, como como miembro de una comunidad o familia, como artista, como escritor, como profesor, etc.

. . .

Los valores son patrones de comportamiento

Los valores no son actos individuales. No eres un buen marido sólo porque una vez compres flores a tu mujer. En este caso, un valor sería un patrón de actos que muestran consideración, consideración y amabilidad.

Regalar flores puede ser parte del patrón, pero es sólo una pequeña parte. Un patrón de valores es algo que hará que alguien se pare junto a tu tumba y diga: "era un marido cariñoso". Los valores son algo que uno ES, no son actos puntuales que uno hace y luego se olvidan.

Tampoco son objetivos que se alcanzan y se terminan.

Son algo que se practica toda la vida.
Los valores no son estáticos. Son dinámicos y se desarrollan en función de tus acciones

Por ejemplo, el valor de "ser un buen marido" cambia con el tiempo. Diferentes a los 20 y a los 50 años. Nuestros patrones de vida cambian, aunque el valor central siga siendo el mismo. Algunas personas podrían entender los valores como una especie de código de conducta, pero a nuestro entender los valores evolucionan a lo largo del tiempo como resultado de muchas, muchas acciones que puedes tomar al servicio de los patrones de vida que te interesan. Al mismo tiempo, en realidad no "aclaramos" ni "descubrimos" nuestros valores. Los construimos con el tiempo, a medida que nos involucramos en un patrón de acción que empieza a parecerse a un valor. Una vez que decidas qué quieres que sea tu vida, sólo tus esfuerzos a lo largo del tiempo pueden determinar lo que realmente significa.

Los valores son intrínsecamente gratificantes

Un valor es algo que uno no hace para "conseguir algo", es algo que encuentra recompensa por sí mismo. La única razón para ser un buen padre es la recompensa de ser un buen padre. Los valores son algo intrínsecamente gratificantes y no necesitan una recompensa externa para ser gratificantes.

En algún momento de tu vida, puede que descubras que nada es gratificante. Espero que los ejercicios de este curso te ayuden a encontrar al menos un valor en tu vida.

Es importante tener en cuenta que los valores no son sentimientos

. . .

Si alguien basa su acción en la ausencia o presencia de emociones, no puede llevar una vida basada en valores.

Siempre surgirán obstáculos emocionales que le preguntarán "¿me aceptas?" Si respondes "no", el viaje se detendrá. Tenemos que aprender a valorar incluso cuando no nos apetece, a amar incluso cuando nos sentimos enfadados, a cuidar incluso cuando sentimos desesperación.

Los valores son elecciones

No necesitan ser explicados, justificados, ni guiados de ninguna manera por nuestras evaluaciones y juicios verbales. Un valor no es una decisión. Permítanme explicar la diferencia. Una decisión es una selección entre cursos de acción alternativos hecha por una razón; las razones son conjuntos de pros y contras. Cuando se toma una decisión esa decisión está justificada, explicada y guiada por razones. Por ejemplo, vas a invertir en acciones de la manzana porque crees que esa empresa crecerá en valor, y porque tiene un sólido historial de crecimiento. Estas son las razones que justifican y explican la compra de las acciones. Las opciones son otra cosa.

. . .

Los valores están aquí y ahora; los objetivos están en el futuro

Como sabes los objetivos son algo que se planifica. Son algo en torno a lo cual se estructuran las actividades diarias. En cambio, los valores son algo que practicas momento a momento.

Una vez que seas más consciente de tu comportamiento a través de la atención plena, te darás cuenta de que estás eligiendo conscientemente que estás eligiendo conscientemente cómo comportarte en cada momento de tu vida. Una vez que tus valores sean claros para ti, serás capaz de tomar las decisiones correctas. Esto te permitirá elegir no consumir porno cuando el impulso porno aparezca en tu mente, porque tendrás algo mejor que hacer que eso.

Los valores es mejor tomarlos a la ligera

La mente a veces puede transformar incluso los valores en una fuerza destructiva. Lo hace cuando convierte la afirmación "elijo ser un buen padre" en la afirmación "debo ser un buen padre". La Terapia Racional Emotiva Conductual y la Terapia Cognitiva Conductual saben desde hace décadas que los patrones de pensamiento que incluyen los "debo" son los más autodestructivos. Sólo quiero que tengas en cuenta que cuando pienses en tus valores es mejor pensar en ellos en términos de "elijo ser un buen compañero" en lugar de "debo ser un buen compañero".

Conclusión

Como habrás podido ver y leer, las adicciones, sin importar de cual estemos hablando, son temas muy extensos y de cierta forma difíciles de entender, sobre todo cuando no has tenido alguna experiencia con alguna de ellas. Pero lo primero que debes entender y algo que debe de estar en tu cabeza es que no hay que tener miedo y si tu o alguien cercano sufre de alguna adicción, siempre va haber alguna solución. Todo es cuestión de que se quiera.

La adicción al sexo y al porno son muy frecuentes contrario a lo que uno podría pensar, pero lo que aprendimos a través del libro es que es importante poder identificar cuando tu o tu pareja están siendo victimas de cualquiera de las dos adicciones.

Ya que, como cualquier otra, puede llegar a destruirte

a ti, a tu familia y todo lo que tengas alrededor. Y tenemos que recordar que todo lo que tenemos cuesta mucho trabajo y créeme, no vas a querer perder todo solo por un placer del momento.

Por último, espero que los ejercicios que hicimos a lo largo del libro, las meditaciones y mis experiencias puedan servirte para poder superar el momento o las situaciones por las que estés pasando, ya que no olvides que las adicciones se generan por estar en busca de refugio por algún problema, para escapar de la realidad, por la falta de algo o de alguien, entre otras cosas.

Por último, también espero que el haberme leído te ayude a darte cuenta que una persona adicta puede recuperarse, puede tener una familia, puede ser feliz y puede tener una vida plena.

www.ingramcontent.com/pod-product-compliance
Lightning Source LLC
LaVergne TN
LVHW021717060526
838200LV00050B/2709